U0348370

腰椎退变脊柱微创技术精要

名誉主编　钱济先　史晨辉

主　编　孙建华　李利军　周传利　李　晶

科学技术文献出版社
SCIENTIFIC AND TECHNICAL DOCUMENTATION PRESS

·北京·

图书在版编目（CIP）数据

腰椎退变脊柱微创技术精要 / 孙建华等主编. —北京：科学技术文献出版社，
2024. 3（2024.7重印）
ISBN 978-7-5235-0581-6

Ⅰ . ①腰… Ⅱ . ①孙… Ⅲ . ①脊住病—显微外科学 Ⅳ . ① R681.5

中国国家版本馆 CIP 数据核字（2023）第 150044 号

腰椎退变脊柱微创技术精要

策划编辑：薛士滨　　责任编辑：张雪峰　　责任校对：张吲哚　　责任出版：张志平

出　版　者	科学技术文献出版社	
地　　　址	北京市复兴路15号　邮编 100038	
编　务　部	(010) 58882938，58882087（传真）	
发　行　部	(010) 58882868，58882870（传真）	
邮　购　部	(010) 58882873	
官　方　网　址	www.stdp.com.cn	
发　行　者	科学技术文献出版社发行　全国各地新华书店经销	
印　刷　者	北京地大彩印有限公司	
版　　　次	2024 年 3 月第 1 版　2024 年 7 月第 2 次印刷	
开　　　本	787×1092　1/16	
字　　　数	156千	
印　　　张	8.5	
书　　　号	ISBN 978-7-5235-0581-6	
定　　　价	138.00元	

编委会

名誉主编
Honorary Editor in Chief

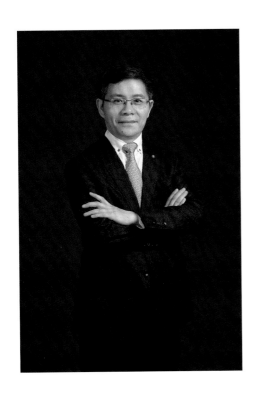

完成各类脊柱微创手术 5000 余例。2014—2018 年连续五年被中国名医百强榜评为脊柱微创"TOP10"。发表论文 100 余篇，SCI 收录 30 余篇（最高 IF=17.033）；获批国家发明专利 10 余项；获得军队科技进步奖 2 项，陕西省科技进步奖 1 项；主持国家自然科学基金 1 项，省部级基金 3 项；主编专著 2 部，担任副主编 2 部，参编专著 5 部；培养博士、硕士研究生 20 余名。

国家卫生健康委员会内镜规范管理项目专家。中国医师协会骨科医师分会委员，中国医师协会骨科医师分会脊柱微创学组副组长，中国医师协会内镜医师分会常务委员，中国医师协会脊柱内镜专业委员会副主任委员。中华医学会骨科分会脊柱微创学组委员，中华医学会骨科学分会微创外科学组委员。中国人民解放军第十届医学科学技术委员会骨科专业委员会委员，微创学组副组长；陕西省脊柱外科学会常务委员、微创脊柱学组组长；担任《中华全科医学杂志》副总编，《中国矫形外科杂志》《脊柱外科杂志》等多本杂志编委。

钱济先
空军军医大学唐都医院骨科，主任医师、教授，博士生导师

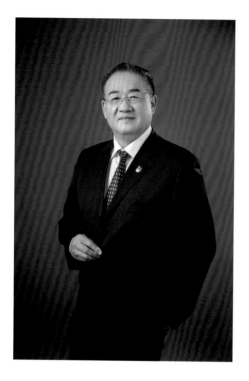

史晨辉

历任骨科副主任，骨科主任、石河子大学医学院第一附属医院副院长、石河子大学医学院第一附属医院院长

担任中华骨科学会全国委员，兵团分会主任委员，兵团学科带头人。获得国务院特殊津贴专家，兵团突出贡献专家，自治区优秀中青年专家等称号，国家卫生健康有突出贡献中青年专家称号。兼任中华医学会骨科分会全国委员；中华骨科学会微创组委员；中国康复及肢体重建学会全国委员；中华医学会骨科分会新疆分会副主任委员；中华骨科学会兵团分会主任委员；《中国矫形外科杂志》常务编委；新疆生产建设兵团学科带头人；新疆生产建设兵团关节镜治疗中心主任；第十届石河子人大代表；第十一届新疆政协委员；于首个中国医师节获得"中国医师奖"。

从医30余年，在关节疾病及脊柱疾患的诊治上造诣极深，发表科研论文200余篇，SCI收录10余篇，出版专著4部，培养研究生近百人。主持国家级课题、省部级课题多项，1次获得兵团科技进步一等奖、3次获得兵团科技进步二等奖，3次获得兵团科技进步三等奖，10余次获得优秀管理者及先进个人、优秀共产党员称号，承担历次重大传染性疾病及突发事件的防治工作并获得好评。

主编简介

Editor in Chief

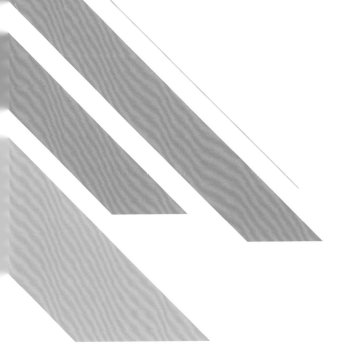

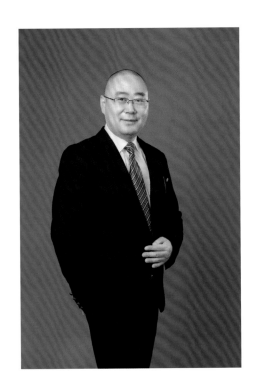

孙建华
主任医师，教授，医学博士，硕士研究生导师，现任石河子大学医学院第一附属医院脊柱外科主任、外科教研室主任

中华医学会显微外科学分会第八、第九、第十届全国委员，中国老年学和老年医学学会骨质疏松分会专家委员会委员，国际矫形与创伤外科学会 SICOT 中国部显微外科学会第一届委员会委员，中国医药教育协会骨科专业委员会颈椎组委员，骨外科学与康复技术转化专业委员会委员《中华创伤杂志》审稿专家，新疆中西医结合学会脊柱外科专业委员会常委，中华医学会兵团骨科学会常委，"西北脊柱微创联盟"副主任委员，2021 年被国家卫生健康委员会能力建设和继续教育中心聘为"骨与关节疾病微创与数字智能临床诊疗技术培训项目师资"。主要研究领域为脊柱退变微创及组织工程治疗。主持国家自然科学基金项目 2 项，兵团博士基金项目 1 项，市重点领域脊柱退变微创手术治疗创新团队项目 1 项。参与并获新疆生产建设兵团科技进步奖 3 项，石河子大学科技进步奖 1 项，2021 年荣获"石河子大学优秀科研工作者"称号，在国内外杂志公开发表研究论文 40 篇，SCI 收录论文 10 篇，出版医学专著 5 部。

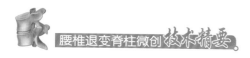
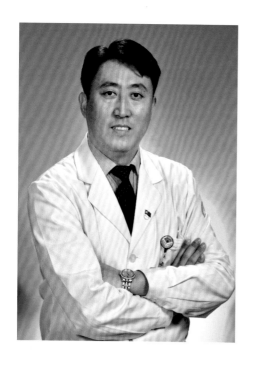

李利军

主任医师，医学博士，山西省人民医院骨科常务副主任兼脊柱病区负责人，硕士研究生导师

山西省科技创新人才团队重点团队带头人，中国医师协会骨科分会脊柱疼痛学组委员，中华医学会结核病学会骨科专业委员会全国委员，中西医结合骨伤学会脊柱专家委员会委员，中西医结合骨伤学会脊柱微创专家委员会常委，中国老年学和老年医学学会骨质疏松分会青年专家委员会常务委员，中华老年医学学会骨与关节分会全国委员，中华中医药学会脊柱微创专家委员会常委，世界中医药联合学会脊柱脊髓专家委员会常委，国际矫形与创伤外科学会SICOT中国部数字骨科学会全国委员，中国健康科学技术协会神经脊柱和疼痛专委会常委，中国医疗保健国际交流促进会骨质疏松专委会常委，山西省医学会骨科分会常委，山西肾医学会骨科分会青年委员会副主任委员，山西省医师协会微创脊柱专委会副主任委员，山西省医师协会脊柱专家委员会委员，山西省专家学者协会医学分会骨科专家委员会副主任委员，山西省专家学者协会医学分会骨科青年专家委员会主任委员，山西中西医结合学会骨伤专业委员会脊柱学组副组长，山西省人民医院首批品牌医生，山西省十佳青年医学专家。主持山西省科技创新人才团队重点团队项目1项，山西省社发重点项目1项，山西省卫健委项目1项，作为主要参与人参与山西省科技厅攻关项目1项，荣获山西省科技进步二等奖1项。主编论著1部，参编论著3部，发表国家级以上论文20余篇，SCI收录4篇。

青岛大学附属医院医务部主任，泰山学者青年专家，青岛市拔尖人才。现任国家卫生健康委员会能力建设和继续教育中心骨与关节疾病微创与数字智能临床诊疗技术培训项目讲师、中国中西医结合学会骨科微创委员会脊柱内镜下融合学组副主任委员、中华医学会骨科学分会青年委员会微创与智能学组委员、中华医学会骨科学分会微创外科学组青年委员、中国康复医学会颈椎病专业委员会西医学组委员、中国康复医学会颈椎病专业委员会青年委员、国际脊髓损伤学会中国脊髓损伤学会青年委员、山东省疼痛研究学会脊柱内镜委员会常务委员等。致力于生物材料与人工智能在椎间盘退变修复方面的研究。参与科技部国家重点研发计划1项，国家自然科学基金面上项目2项。主持山东省自然科学基金面上项目1项，山东省教育厅科研立项2项，获山东省科技进步二等奖、三等奖各1项，青岛市科技进步三等奖1项。发表高水平论文40余篇。主编著作1部，参编著作3部，主译1部，获发明专利3项。

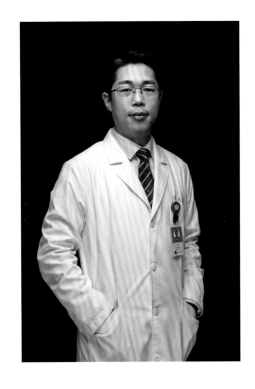

周传利
骨科学博士，副主任医师，硕士研究生导师

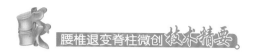

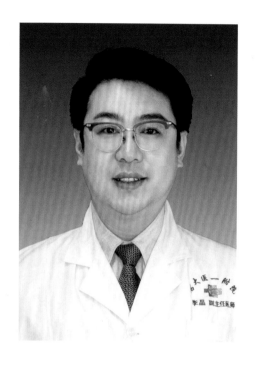

李 晶
医学博士，博士后，硕士生导师，副
主任医师

毕业于华中科技大学同济医学院，现任职于石河子大学医学院第一附属医院骨科中心脊柱外科。学习并从事脊柱外科专业十余年，擅长脊柱退变性疾病、脊柱骨折、脊柱肿瘤、脊柱感染等脊柱外科疾病的诊治。重点进行脊柱退行性病变、骨质疏松及骨包虫方面的相关临床、基础研究工作，SCI 收录十余篇，主持国家自然科学基金 1 项，师市级科研课题 1 项，参与国家级、省部级、地市级科研课题十余项。现任中华医学会骨科学分会骨质疏松和骨矿盐疾病学分会第六届全国青年委员、国际华人骨研学会会员、国家紧急医学救援队（兵团队）外科组组长。

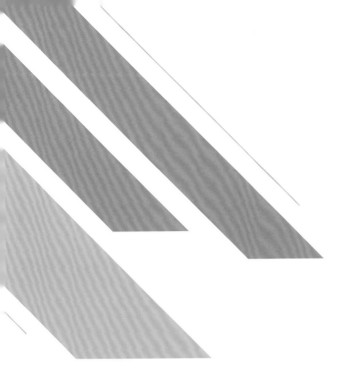

前　言

Foreword

　　我国脊柱外科微创事业在周跃教授的引领及推动下，取得了迅猛的发展和长足的进步。石河子大学医学院第一附属医院 2002 年在史晨辉教授带领下首次开展了以椎间盘镜为主的脊柱微创技术，前后经历了十余年的发展，治疗了数千例腰椎间盘突出及腰椎管狭窄症患者，积累了丰富的镜下操作经验。作为亲身经历者，深切体会到脊柱微创技术更小损伤、更快恢复的无穷魅力，同时，也感受到椎间盘镜技术（microendoscopic discectomy，MED）操作过程中止血困难、镜下视野不清带来的诸多困扰。

　　随着脊柱内镜器械及技术的不断改进与发展，微创脊柱外科由原来空气介质下的 MED 发展为水环境下的现代脊柱内镜技术。由原来单纯的后路技术发展为侧入路 PELD、后入路 PEID、后路内镜下开窗减压技术、单侧入路双侧减压技术及内镜下减压椎体间融合技术。现代脊柱内镜融合了微创手术理念及显微镜放大功能，清晰的手术视野让减压手术变得更为精准。部分显微镜辅助下的脊柱手术操作流程可在内镜下成功复制，外科手术内镜化理念逐步形成并不断完善。2018 年，在钱济先教授、史晨辉教授的推动及帮扶下，石河子大学医学院第一附属医院脊柱外科由侧入路 PELD 及后入路 PEID 的小通道技术开始，逐步开展了 Endo-Love、LE-ULBD、Endo-BLBD 及 Endo-TLIF，手术适应证不断拓展，手术技术日趋成熟，取得了满意的手术疗效及丰富的镜下操作经验，但与国内外专家相比仍存在较大的差距。

　　2016 年以来，在国内脊柱同人的不懈努力下，新疆微创脊柱外科得到了不断发展与进步。但脊柱微创技术对术者理念及设备要求较高，学习曲线陡峭，新疆脊柱微创技术发展极不平衡，微创诊疗方案缺乏同质性。因此，在编者的共同努力下推出了本书，根据编者自身实践经验，分别对选择性神经根阻滞（selective nerve root block，SNRB）技术、经皮低温等离子射频消融髓核成形术、PELD、PEID、Endo-Love、LE-ULBD、Endo-TLIF 等脊柱微创技术进行系统介绍。目的是针对已推广的脊柱微创技术，基于阶梯化治疗原则和脊柱外科手术内镜化的操作原则，从背景、适应证、禁忌证、器械要

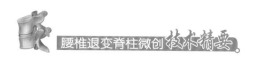

求、手术步骤、技术要点、并发症处理等方面进行详细阐述。希望通过严谨准确的文字和丰富生动的图片复现脊柱微创手术流程，帮助年轻的脊柱外科医生更快地掌握脊柱微创手术技术，让更多的脊柱退变患者从中受益。

最后，对参与本书编写的专家与同事表示诚挚的感谢，衷心感谢他们的辛勤付出，感谢他们为本书提供了大量的临床病例，分享了丰富的临床经验及体会。同时本书的编写是由众多一线医生在百忙之中完成的，内容及编写难免有疏漏，诚望各位读者提出宝贵意见，不到之处予以批评和指正。

孙建华

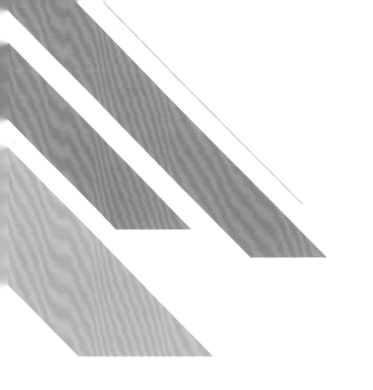

目　录
Catalogue

第一章

选择性神经根阻滞（SNRB）技术

一、简介

选择性神经根阻滞（selective nerve root block，SNRB）是一种根据病变部位不同，在 C 型臂或 CT 等影像设备的引导下，对可能引起神经根性疼痛的神经进行穿刺，并将药物沿神经根注射扩散，阻滞神经根的微创技术，该技术不仅是一种可靠的诊断方法，同时也是一种良好的治疗选择。早期认为 SNRB 就是椎旁阻滞（paravertebral block，PVB），因进针点位于椎旁脊神经的椎间孔附近。该项技术自从 1971 年，Macnab[1] 首次报道了在透视下使用造影剂显示神经根走行并注射麻醉药，使该项技术与椎旁阻滞区分开来，确立了当代的选择性神经根阻滞的方法。近年来，随着影像引导设备的快速发展，SNRB 逐渐在临床得以广泛开展。

临床上能引起脊柱疼痛有腰椎退行性病变、脊柱感染、脊柱肿瘤、骨质疏松等多种原因，选择性神经根阻滞可明确疼痛的来源；尤其是部分临床症状、体征和电生理及影像学表现不符，多节段椎间盘突出及神经根管狭窄而无法明确责任节段的患者，SNRB 是寻找病因及责任神经根的可靠手段。此外，SNRB 也是慢性腰痛及禁忌脊柱外科手术的保守治疗"最后的防线"。

选择性神经根阻滞术的作用机制：神经根的无菌性炎症反应是刺激神经根而引起根性疼痛的主要原因。选择性神经根阻滞术可直接将局麻及糖皮质激素类药物作用于病变的神经根，通过减轻神经根周围的炎症及水肿，达到缓解患者根性刺激症状的目的[2, 3]。其主要优势在于：①手术创伤小，减少围手术期并发症；②短期内缓解根性疼痛，改善患者躯体功能和生活质量；③作为辅助判断责任间隙的准确率较高；④明确多节段复杂腰椎退行性疾病主要责任节段，精准减压；⑤操作性强、安全性高、效果明显、费用较低。我们将详细介绍选择性神经根阻滞技术的步骤及细节。

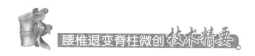

二、手术适应证及禁忌证 [4-8]

1. 诊断适应证

（1）诊断不典型的肢体疼痛。

（2）影像学表现和临床表现不符时，明确造成疼痛的责任神经根。

（3）肌电图和 MRI 检查结果不确定或模棱两可。

（4）明确神经根分布异常，如联合或分叉变异。

（5）明确伴有不典型肢体疼痛的腰椎手术失败综合征的疼痛源。

（6）明确移行椎患者的疼痛来源。

（7）制定手术方案。

2. 治疗适应证

排除肿瘤、感染及马尾综合征引起的神经根性痛患者是其主要适应证。

（1）影像学检查有多节段或仅有轻微症状，尚不需要手术治疗者。

（2）脊柱术后患者再次出现难以解释的复杂疼痛者。

（3）要求短时间缓解疼痛的根性疼痛患者，如椎间盘脱出患者术前镇痛。

（4）有明确引起根性症状的脊柱退行性病变但无法耐受手术者。

3. 禁忌证 [4, 9]

（1）拒绝该项操作的患者。

（2）凝血功能异常者（INR > 1.5 或血小板 < 50000/mm³）。

（3）使用抗凝剂（行经椎间孔硬膜外阻滞和选择性神经根阻滞前，阿司匹林和抗血小板治疗需停止 1 日，华法林停药 5 天）。

（4）对麻醉药及糖皮质激素类药物中任何一种成分有严重过敏反应者。

（5）颅内高压者。

（6）全身性感染或注射部位皮肤感染者。

（7）未纠正的严重低血容量者。

（8）存在运动障碍者。

（9）有脊髓圆锥症状者。

（10）孕妇。

三、术前评估

1. 病史

拟接受选择性神经根阻滞患者的病史应包括疼痛特点，如疼痛的程度及部位、发作及缓解和加重因素。还应包括提示可能存在癌症、马尾综合征或感染的症状和体征。

2. 症状学评估

（1）术前评估患者腰痛、下肢放射痛程度及特点；下肢皮肤感觉减退部位及皮节定位；下肢放射痛部位及下肢肌力改变——单侧 or 双侧，判断阻滞的节段及神经根。

（2）神经源性间歇性跛行——评估中央管狭窄 or 侧隐窝狭窄。

（3）生理反射改变，病理征（－ or ＋）。

（4）Lasegue 试验、Bragard 试验、髋部"4"字试验（－ or ＋）。

（5）术前做腰痛、腿痛的 VAS 评分及 ODI 评分。

3. X 线平片

正位片、侧位片、斜位片、动力位片的评估。

（1）腰椎正侧位片：评估腰椎生理曲度、椎间隙、椎间孔形态及髂嵴高度。

（2）双斜位片：评估腰椎峡部是否存在峡部裂。

（3）动力位片：评估腰椎稳定性（影像学：移位＞4 mm，角度改变＞10°）。

4. MR 及 CT 评估

（1）腰椎 MRI：评估椎间盘突出程度、部位、黄韧带厚度、椎管狭窄程度、软骨终板退变 Modic 分级（Ⅰ型——水肿型；Ⅱ型——脂肪型；Ⅲ型——硬化型）。

（2）腰椎 CT：①评估椎间小关节大小、形态、方向，关节突增生程度，黄韧带肥厚程度，纤维环钙化及骨骺分离，评估椎管形态；测量椎管与椎体比值，判断是否存在先天性椎管狭窄。②3D 重建：判断棘突是否存在偏离，测量棘突与关节突距离，评估通道置入位置；整体观察椎板间隙形态，详细评估椎板及关节突切除安全性，预防术中关节突骨折。③矢状位 2D 重建：评估椎间盘突出位置（Ⅰ区、Ⅱ区、Ⅲ区、Ⅳ区、极外侧）；纤维环钙化及骨骺分离程度。④冠状位 2D 重建：评估髓核突出与神经根关系（肩部、肩前、腋部、极外侧）。

5. 术前凝血系统及抗凝药物评估

详细询问患者是否存在高血压、冠心病及凝血障碍性疾病病史，是否口服抗凝药物，检测患者凝血指标。术前停用抗凝药物（波立维、利伐沙班、利舍平、阿司匹林）1～2 周，术前 24 小时停用低分子肝素，防止术中不明原因出血，影响手术视野清晰度，预防术后硬膜外血肿。

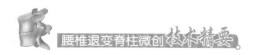

四、麻醉方式、手术体位及术前准备

1. 麻醉方式

一般选择性神经根阻滞可采用 1% 利多卡因局部皮肤浸润。

2. 手术体位

患者采用俯卧位，放置在可透视的 Wilson's 体位架上，腹部悬空，体位舒适固定（图 1-1）。

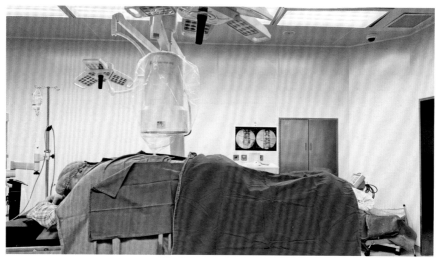

图 1-1　患者取俯卧位，放置在可透视的体位垫上，体位舒适固定

3. 术前准备

术前手术区域备皮，评估有无疖肿等感染性病灶。

五、特殊外科手术器械（图 1-2）

1. 10 mL 注射器。

2. 18 G 脊髓穿刺针。

3. 溶液有局麻药（如利多卡因、罗哌卡因）和（或）激素（如醋酸曲安奈德）。

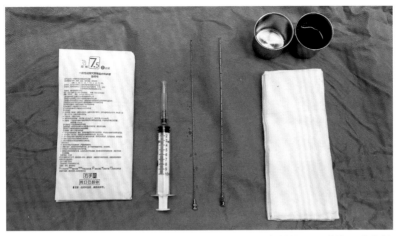

图 1-2　特殊手术器械：10 mL 注射器、18G 脊髓穿刺针、麻醉药、激素等

六、手术步骤[10]

1. 穿刺

患者取腹部垫枕俯卧位，在 C 型臂或 G 型臂 X 线机透视下操作，以棘突为标记点，沿目标椎间隙水平画一直线，在目标椎间隙的症状侧距棘突旁开 8 ～ 12 cm，与椎间盘水平线成 15° 为穿刺点（图 1-3）。

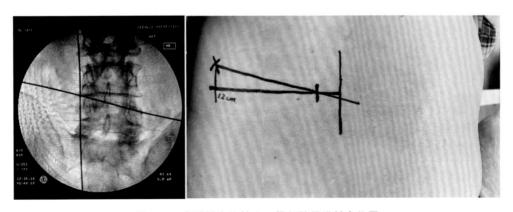

图 1-3　克氏针定位棘突、椎间隙及进针点位置

2. 进针

常规消毒铺巾，于穿刺点用 1% 的利多卡因局部浸润麻醉，进针时穿刺针向内倾斜

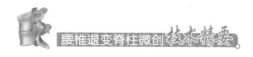

45°并与画线一致进行穿刺，直至针尖触及骨质，可能为上、下关节骨面，调整穿刺针角度，使针尖划过骨面，C/G 型臂验证针尖进入椎间孔。

3. 准确定位

当针头触及神经时，可复制患者放射痛的区域，此时透视确定针尖是否在椎间孔水平，回抽无血及脑脊液。当针尖接近神经根时，缓慢进针直到准确定位至靶点或患者出现感觉异常。出现感觉异常并不是选择性神经根阻滞所必需的（图 1-4）。

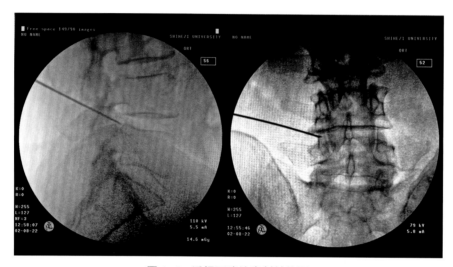

图 1-4　透视下确认穿刺针位置

4. 异常处理

当患者出现感觉异常，在正位透视下，注射 0.5 mL 造影剂。可确保针尖准确地位于神经根附近，并且药物未注射到硬膜外或血管内。确认针尖的正确位置后在靶点周围注射药物。可注射 1 mL 利多卡因进行诊断，或注射 1 mL 局麻药及 1 mL 皮质类固醇激素进行治疗。

七、术后随访及护理 [11]

选择性神经根阻滞术后，应保留造影剂显影和进针位置的正侧位透视影像。术前、术中和术后需监测患者的血氧、血压和心电图。患者应在恢复室观察至少 30 分钟，如出现运动障碍则需观察更长时间。所有患者出院前，都应由术者本人和护士查看疼痛程度、有无术后新出现的下肢无力，以及任何经椎间孔硬膜外阻滞和选择性神经根阻滞术可造成的并发症。患者需在门诊随访 12 周，观察有无感染或其他严重并发症。

八、手术并发症及处理 [12-15]

影像引导下 SNRB 并发症较少见，文献中仅有个案报道，包括感染、硬膜外血肿、神经根损伤及血管内注射引起的暂时性下肢瘫痪、脊髓梗死甚至死亡 [16、17]。为了避免并发症，需要很好地掌握邻近血管和神经结构的解剖。Adamkiewicz 动脉是脊髓前动脉最大的分支，可以由 T7～L4 的任何节段椎间孔的上部沿着椎间孔的腹侧面进入脊髓腔，80% 的个体从 T9 和 L1 水平的左侧进入椎管 [18]。无论是由于穿刺针直接刺伤或局麻药 / 类固醇药物间接损伤该动脉，均可引起脊髓前动脉缺血和永久性下肢运动障碍 [19]。针尖置于椎间孔的后部安全区域可以减少药物进入脊髓供应血管的危险。在透视实时动态监视下注射造影剂可以显示最终的针尖位置，并能检测出进入血管的注射 [19]。在非实时动态监视下注射造影剂时，应间断轻柔回抽注射器，以确认针尖未进入血管内。同时也应尽量避免对神经根的直接注射，后者会引起患者严重的、持续的根性疼痛。当针尖进针过于靠近中线及当针尖向神经根位置过于偏外侧刺中神经根时，可能有注射进入蛛网膜下腔的危险。对神经根或脊髓造成的直接损伤也可能发生。注射用皮质激素有颗粒型和非颗粒型两种。直接将颗粒型激素药注入供应脊髓的动脉中会导致严重的脊髓梗死，所以应选用非颗粒型药物。

九、讨论

神经根阻滞术中注意事项：①术者对颈胸腰骶椎的解剖结构熟悉掌握，操作熟练，以减少放射线的损害；②由于造影剂会加剧患者疼痛，建议术者在熟练掌握的基础上，减少联用造影剂，以避免或者减少造影剂过敏和神经刺激症状的出现；③利多卡因用量不宜过大，原则上不大于 1 mL，以免导致其局部弥散到相邻节段神经，丧失了神经根的选择性或特异性。

对于大多数临床或影像学诊断不明确的根性疼痛患者，SNRB 的主要价值在于寻找正确的致痛节段，从而减少手术范围，并预测手术治疗的效果。SNRB 预测病变神经根的准确性受很多因素影响，包括穿刺部位是否准确、是否充分阻滞或过度注射等。上述选择性神经根阻滞是通过针尖机械性刺激神经根复制根性疼痛，通过神经根周围注射局麻药物来预测治疗效果。但由于针尖戳刺神经根的时间非常短暂，患者在如此短暂的时间内很难做出正确的判断，而如果反复刺戳又容易造成神经根的损伤。文献报道针尖刺到周围的韧带或椎间盘也会出现根性疼痛，从而造成假阳性。国内外文献报道 SNRB 确定正确致痛节段的准确率在 31%～100%，究其原因，大多数属于回顾性研究且样本量

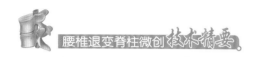

较小，操作方法描述不详，疼痛缓解标准设定不一，仅对推测的致痛节段进行选择性神经根阻滞而未对其他节段进行试验性阻滞对照研究，因而无法准确判断 SNRB 对神经根痛患者正确致痛节段预测的敏感度、特异度、准确度及阳性和阴性预测值。Yeom JS[20] 等进行的前瞻性、对照、单盲研究显示诊断性选择性神经根阻滞的敏感度为 57%，特异度为 86%，准确度为 73%，阳性预测值为 77%，阴性预测值为 71%。大量文献证实，在 SNRB 术中注射类固醇有很好的阴性预测价值，对有根性疼痛病史超过 1 年的患者，若对 SNRB 长期效果不好，则他们进行手术治疗的效果也较差；相反，若 SNRB 长期效果较好，则他们手术治疗效果也佳。

另外，对于由可逆性炎症引起的根性疼痛患者，SNRB 术中注射类固醇和局部麻醉剂的混合液有较长期的治疗效果，部分患者可免于手术治疗。有学者对严重的腰腿痛（VAS > 8），且严格保守治疗 4 ～ 6 周无效的 76 例患者，进行选择性神经根阻滞，其中 69 例（90.7%）患者术后即刻得到明显的症状改，其中 22 例（22/76，28.9%）得到了长期改善，6 个月内症状无复发；在症状复发的 47 例中，19 例通过继续保守治疗得到症状缓解，7 例无明显改善，最终 41 例（41/76，53.9%）患者通过选择性神经根阻滞加保守治疗得以改善症状，避免了手术治疗；35 例患者最终接受了手术治疗[21]。同样以"避免了手术治疗"为目标评价选择性神经根阻滞的治疗效果的研究，回顾了 641 例接受选择性神经根阻滞的患者，最终 331 例（51.6%）患者避免了手术治疗。同时分析了不同病因的坐骨神经痛对神经阻滞的反应，作者认为选择性神经根阻滞是保守治疗最后的"防线"，通过选择性神经根阻滞缓解了患者的急性疼痛，为患者的保守治疗争取了机会和时间，减少了手术比例[22]。

十、总结

综上所述，影像引导下 SNRB 技术的目标性强、准确性大、安全性高，目前在不确切的下肢根性痛、症状与影像学表现不符、多节段病变确定责任节段及腰椎术后综合征相关病变的诊断方面起着重要的辅助作用，且对腰椎侧隐窝狭窄、腰椎术后根性症状和无法接受脊柱手术的患者有很高的治疗价值。同时可减少注射容量和药物剂量，减少了药物不良反应和相关并发症的发生，是一种微创、有效的治疗方法，可作为手术前最后的保守治疗手段。但是我们在临床应用中需做到规范操作，提高其特异性，同时选择适应证明确的患者，以利于该技术的良性发展。

参考文献

1. Macnab I. Negative disc exploration. An analysis of the causes of nerve-root involvement in sixty-eight patients. J Bone Joint Surg Am，1971，53：891-903.

2. Mathis J M. The pharmaceuticals and materials used in common spin interventions[J]. Tech Vasc Interv Radiol，2002，5：184-185.

3. 柳万国，唐成林，刘理迪，等. 腰椎椎间孔狭窄症的诊断和手术治疗进展 [J]. 中国脊柱脊髓杂志，2015，25（5）：465-470.

4. Blankenbaker D C，Davis K W，Choi J J. Selective nerve root blocks[J]. Semin Rocutgenol，2004 39：24-36.

5. Wolff A P，Grocn G，Crul B J. Diagnostic lumbosacral segmental nerve blocks with local aesthetics：A prospective double-blind study on the variability and interpretation of segmental effects[J]. Regional Anesthesia & Pain Medicine，2001，26：147-155.

6. Patel V. Diagnostic modalities for low back pain[J]. Seminars in Pain Medicine，2004，2：145-153.

7. North R B，Kidd D H. Zahurak M. et al. Specificity of diagnostic nerve blocks：A prospective，randomized study of sciatica due to lumbosacral spine discase[J]. Pain，1996，65：77-85.

8. Sasso R C，Macadaeg K，Nordmann D，et al. Selective nerve ront injections can predict surgical outcome for lumbar and cervical radiculopathy：Comparison to magnetic resonance imaging[J]. J Spinal Disord Tech，2005，18：471-478.

9. Kelckis A D，Somon T，Yilmaz H，et al. Interventional spine procedures[J]. Eur I Radio 2005，55：362-383.

10. Rivera C E. Lumbar Epidural Steroid Injections[J]. Phys Med Rehabil Clin N Am，2018，29（1）：73-92.

11. Fenton D S，Czervionke L F. Image-Guided Spine Intervention[M]. Philadelphia：Saunders，2003.

12. Huntoon M A. Anatomy of the cervical intervertebral foramina：Vulnerable arterics and ischemic neurologic injurics after transforaminal cpidural injections[J]. Pain，2005，117：104-111.

13. Rozin L，Rozin R，Koehler S A，et al. Death during transforaminal epidural steroid nerve root block（C7）due to pertoration of the left vertebral artery[J]. Am J Forensic Med Pallol，2003：24（4）：351-355.

14. Furman M B. Giovanniello M T. O 'Brien E M，et al. Incidence of intravascular penetration in transforaminal cervical epidural steroid injections[J]. Spine，2003，28：21-25.

15. Tiso R L，Cutlerb T，Catania A，et al. Adverse central nervous system sequelae after selective transforaminal block：The role of corticosteroids[J]. Spine J，2004，4：468-474.

16. Houten J K，Errico T J. Paraplegia after lumbosacral nerve root block：Report of three cases[J]. Spine J，2002，2：70-75.

17. McMillan M R，Crumpton C. Cortical blindness and neurologic injury complicating cervical trans-foraminal injection for cervical radiculopathy[J]. Anesthesiology，2003，99：509-511.

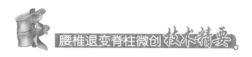

18. Takase K，Sawarmura Y，Laarashi K，et al．Demonstration of the artery of Adamkiewicz at multi-detector row helical CT[J]. Radiology，2002，223：39-45.

19. Stojanovic M，Vu T，Caneris O，et al. The role of fluoroscopy in cervical epidural steroid injections：an analysis of contrast dispersal patterns[J]. Spine，2002，27：509-514.

20. Yeom J S，Lee J W，Park K W，et al. Value of di-agnostic lumbar selective nerve root block：a pro-spective controlled study[J]. AJNR Am J Neuroradi-ol，2008，29：1017-1023.

21. Kanaan T，Abusaleh R，Abuasbeh J，et al. The Efficacy of Therapeutic Selective Nerve Block in Treating Lumbar Radiculopathy and Avoiding Surgery[J]. J Pain Res. 2020，13：2971-2978.

22.Kanayama M，Oha F，Hashimoto T. What types of degenerative lumbar pathologies respond to nerve root injection？ A retrospective review of six hundred and forty one cases[J]. Int Orthop. 2015，39（7）：1379-1382. doi：10.1007/S00264-015-2761-3. PMID：25877160.

第二章

经皮低温等离子射频消融髓核成形术（PCDN）

一、简介

经皮低温等离子射频消融髓核成形术（percutaneous cervical disc nucleoplasty，PCDN）技术由 Arthro Care 公司首先研发，20 世纪 90 年代以来，国外学者将其引入治疗脊柱疾患领域，为无数患者解除了病痛的折磨。不仅在骨科，在神经外科、耳鼻喉科、心内科等领域也有开展[1]。脊柱外科作为首先应用的领域，发展迅速，特别是在治疗腰椎间盘突出方面疗效显著。该技术于 2002 年引入我国先后用于治疗腰椎和颈椎间盘突出症，获得了满意的疗效[2-4]。

该项技术的理论基础是基于椎间盘自身有明显的体积弹性模量特性，即很小的体积改变就可导致较大压力变化[5]。其基本原理是：PCDN 技术通过运用 40℃低温射频能量在椎间盘髓核内部切开多个槽道，在这个温度下用 110Hz 的射频能量施加于到周围介质——生理盐水（NaCl），吸引大量 Na^+ 于气化棒头周围，形成等离子颗粒区（plasma），该能量同时可提供 Na^+ 充足的动能以改变 Na^+ 运动方向，使其获得足够能量，在 40 ~ 70℃蛋白质可逆变性的温度范围内，对髓核组织的分子键（肽链）撞击，将蛋白质等生物大分子直接裂解成 O_2、CO_2、N_2 等气体，从而完成对髓核组织的切割、分解、气化形成空洞，汽化消融部分椎间盘髓核组织，完成椎间盘内髓核组织重塑；同时配合 70℃热凝封闭，使髓核内的胶原纤维汽化、收缩和固化，缩小椎间盘总体积约 $0.96\,cm^3$；这样通过消融与热凝相结合，就完成了对髓核的分解、气化、消融、皱缩、固化的过程[6]，从而降低椎间盘内压力，减轻椎间盘组织对神经根刺激，解除疼痛，热凝结稳定纤维环，达到治疗目的，其疗效的关键在于纤维环与后纵韧带的完整性[7-10]。

PCDN 治疗椎间盘突出症与以往的微创治疗椎间盘病变技术相比，其临床主要优点如下：①维持了脊柱结构的完整性，对椎管内结构无侵扰，避免了开放手术加速脊柱退行性变的可能；②等离子体热效应弱，对周围组织损伤极小，具有实时消融功能，术中

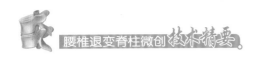

即刻显示出减压效果[11]；③术中患者清醒，可及时反应不适感或轻松感，手术安全、手术时间短、微创、见效快、住院时间短；④为绝大多数椎间盘突出较轻但症状较重、保守治疗无效，拒绝开放手术治疗的患者，提供了一个较理想的康复平台[12]。但在选择靶点对疗效影响的问题上，目前仍存在较大分歧。同时，在适应证的选择上也尤为重要，该手术适应于纤维环弹性好、回缩力强的间盘膨出或突出患者，尤其对神经根性疼痛效果尤为明显、轻度突出的年轻患者效果更佳，对椎间盘源性腰腿痛独具优势[13]。

二、手术适应证及禁忌证

1. 手术适应证[14]

（1）椎间盘源性疼痛。

（2）腰腿疼病史，经影像学检查确诊为包容性椎间盘突出，包括椎间盘突出或膨出，纤维环完整或已破裂但后纵韧带完整。

（3）椎间盘突出≤5 mm，椎间隙高度≥正常值50%。

（4）具有相应根性临床症状及神经定位体征。

（5）影像学 CT 或 MRI 检查相一致，保守治疗4周以上无效。

2. 手术禁忌证[15]

（1）纤维环及后纵韧带破裂。

（2）椎间盘突出＞5 mm，椎间隙高度＜正常值的50%。

（3）马尾神经综合征。

（4）因钙化或骨化、椎体滑脱等原因导致的椎间盘间隙或椎管明显狭窄。

（5）椎间盘脱出或游离。

（6）脊柱感染、椎体骨折或肿瘤。

（7）病变椎间盘既往接受过其他手术者。

（8）存在凝血功能障碍者。

（9）伴全身性疾病、身体状态极差。

三、术前评估

1. 病史

拟接受选择性神经根阻滞患者的病史应包括：疼痛特点，如疼痛的程度、部位、发作及缓解和加重因素。还应包括提示可能存在癌症、马尾综合征或感染的症状和体征。

2. 症状学评估

（1）术前评估患者腰痛、下肢放射痛程度及特点；下肢皮肤感觉减退部位及皮节定位；下肢放射痛部位及下肢肌力改变——单侧 or 双侧，判断阻滞的节段及神经根。

（2）腰痛＞腿痛 or 腿痛＞腰痛——评估选择性神经根阻滞 or 椎间盘造影 or 小关节阻滞。

（3）神经源性间歇性跛行——评估中央管狭窄 or 侧隐窝狭窄。

（4）生理反射改变，病理征（－ or ＋）。

（5）Lasegue 试验、Bragard 试验、髋部"4"字试验（－ or ＋）。

（6）术前做腰痛、腿痛的 VAS 评分及 ODI 评分。

3. X 线平片

正位片、侧位片、斜位片、动力位片评估：

（1）腰椎正侧位片：评估腰椎生理曲度、椎间隙、椎间孔形态及髂嵴高度。

（2）双斜位片：评估腰椎峡部是否存在峡部裂。

（3）动力位片：评估腰椎稳定性（影像学：移位＞4 mm，角度改变＞10°）。

4. MR 及 CT 评估

（1）腰椎 MRI：评估椎间盘突出程度、部位、黄韧带厚度、椎管狭窄程度、软骨终板退变 Modic 分级（Ⅰ型——水肿型；Ⅱ型——脂肪型；Ⅲ型——硬化型）。

（2）腰椎 CT：①评估椎间小关节大小、形态、方向，关节突增生程度，黄韧带肥厚程度，纤维环钙化及骨赘分离，评估椎管形态；测量椎管与椎体比值，判断是否存在先天性椎管狭窄。②3D 重建：判断棘突是否存在偏离，测量棘突与关节突距离，评估通道置入位置；整体观察椎板间隙形态，详细评估穿刺安全性。③矢状位 2D 重建：评估椎间盘突出位置（Ⅰ区、Ⅱ区、Ⅲ区、Ⅳ区、极外侧）；纤维环钙化及骺环分离程度。④冠状位 2D 重建：评估髓核突出与神经根关系（肩部、肩前、腋部、极外侧）。

5. 术前凝血系统及抗凝药物评估

详细询问患者是否存在高血压、冠心病及凝血障碍性疾病病史，是否口服抗凝药物，检测患者凝血指标。术前停用抗凝药物（波立维、利伐沙班、利血平、阿司匹林）1～2 周，术前 24 小时停用低分子肝素，防止术中不明原因出血，影响手术视野清晰度，预防术后硬膜外血肿。

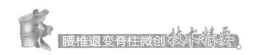

四、麻醉方式、手术体位及术前准备

1. 麻醉方式

采用1%利多卡因局部麻醉，麻醉范围为整个进针过程的椎间盘以外的区域。

2. 手术体位

患者采用俯卧位，放置在可透视的 Wilson's 体位架上，腰椎稍屈曲，减少生理性前凸（图2-1）。

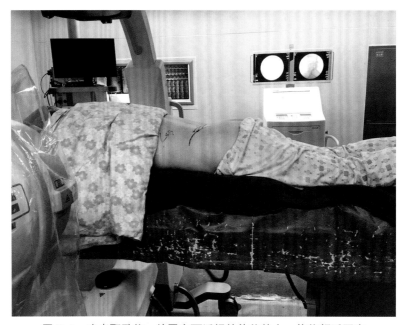

图2-1　患者取卧位，放置在可透视的体位垫上，体位舒适固定

3. 术前准备

术前手术区域备皮，评估有无疖肿等感染性病灶。

五、特殊外科手术器械（图2-2）

1. 等离子射频仪主机。

2. 穿刺针。

3. 射频刀。

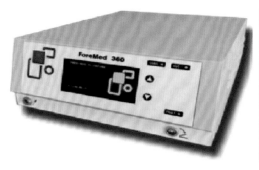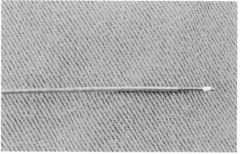

图 2-2　特殊手术器械：射频仪主机及射频刀头

六、手术步骤[16]

1. 穿刺

（1）臂引导下用专用穿刺针与皮肤成 35°～45° 穿刺，穿刺针尖端应到达纤维环的内侧缘（图 2-3）。

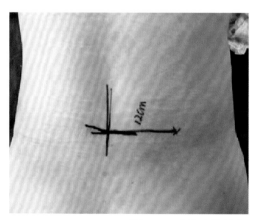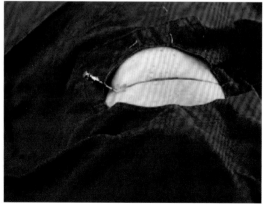

图 2-3　术前定位棘突、椎间隙及进针点位置并穿刺

（2）穿刺深度以针尖刚刚透过纤维环内层进入髓核为宜（图 2-4）。

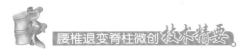
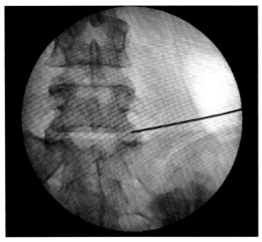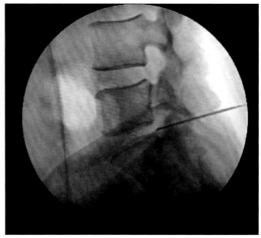

图 2-4　透视下可见穿刺针与椎间盘位置

（3）当穿刺针通过纤维环时，有较硬的砂粒感；当穿刺针进入髓核后，阻力感减小。

（4）透视下刀头的正确位置：正位像以椎弓根内侧缘连线为标准，侧位像以椎体后 1/4 ～ 1/3 为标准。

2.工作棒有效工作深度的设定

将穿刺针轻轻向外退出 2 mm，拔出针芯，置入腰椎专用等离子刀并使刀头尖端超出穿刺针尖 5 mm，标记此点作为打孔消融的起点（近点），然后缓慢将刀头沿穿刺方向推进至对角线的纤维环内侧缘，明显感到阻力时停止，并将刀头后端的金属卡移到此处固定，此点作为打孔消融的终点（远点）（图 2-5）。

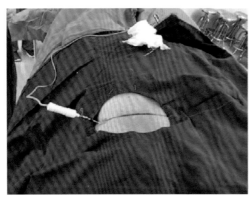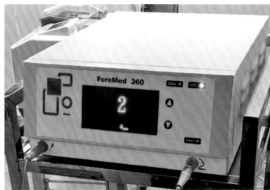

图 2-5　置入射频刀头并连接仪器主机

3.消融和热凝

（1）连接等离子刀头与等离子体手术系统主机，在 C 型臂机监视下，能量设为 2 档，踩下等离子手术系统脚踏板的消融键（Ablation 模式），缓慢推进等离子刀头至终点（最远点）打（图 2-6）。

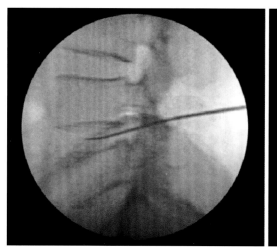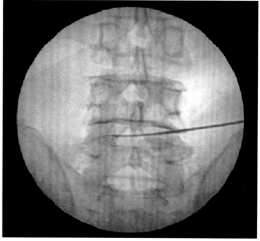

图 2-6　透视下确认射频刀头位置

（2）再踩热凝键（Coagulation 模式）以 5 mm/s 的速度原路退回，完成一个方向消融皱缩。

（3）同法将等离子刀头分别在 2 点、4 点、6 点、8 点、10 点、12 点 6 个方向上进行消融。

4.术后处理

（1）操作完成后撤出刀头，拔除穿刺针，局部压迫止血 3 分钟，无菌小敷贴覆盖穿刺点。

（2）应用腰围固定治疗部位，送回病房。

（3）术后卧床休息，穿刺点冷敷 30 分钟，常规给予抗感染、脱水治疗 3 天。

（4）术后 3 个月内应避免负重即进行剧烈运动。半年内加强腰部的适应性康复训练，避免重体力劳动及腰部过度活动。

七、术后护理

术后第 1 天患者开始练习双下肢直腿抬高训练，术后第 2 天练习腰背肌功能锻

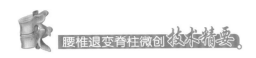

炼，一般情况下术后 3 ～ 5 天下地活动，特殊患者疗效不好的患者卧床时间可以延长 1 ～ 2 天。

八、手术并发症及处理 [17]

1. 神经根损伤

消融刀头和神经根直接接触可能造成神经根损伤。若治疗过程中患者有神经根刺激症状，如突感剧烈疼痛或放电样麻木，应立即停止消融治疗，改变刀头方向或调整套管深度，透视下再定位，检查位置正确后方可继续治疗。术前精确定位、术中椎间孔附近免注局部麻醉药并缓慢穿刺、消融凝固过程中严密监视是有效预防措施。如一旦发生神经根损伤，术后应给予积极的神经营养治疗。

2. 终板炎

等离子消融刀头的前部带有角度，在不合适的方向下可能会伤及终板软骨，使软骨下骨暴露，导致渗出而产生终板炎。操作中一定要使穿刺针与椎间隙平行且位于椎间隙中央，可有效避免椎体上下终板损伤。

3. 椎间盘炎

常由感染或化学因素所致，发生率极低。表现为术后几天至一周脊柱疼痛加重。预防措施为严格掌握适应证，严格执行无菌操作技术，术后常规预防应用抗生素。一旦发生椎间盘感染应采取制动、足量组疗程抗感染治疗等综合措施。必要时行病灶清除、冲洗治疗。

4. 硬膜外脓肿

很少发生。如有发生，通常在术后 24 ～ 48 小时内出现，表现为高热、脊柱疼痛及进行性神经系统损伤。如有怀疑应行血、尿培养，脊柱 MRI 检查，确诊后应在应用抗生素的基础上及早施行脓肿引流，以防止不可逆的神经系统损害。

5. 脊髓损伤

少见。穿刺针穿透整个椎间盘或进针位置太偏，可能发生对脊髓的直接损伤。穿刺过程中掌握进针速度、多次适时透视一般可避免此类严重并发症的发生。

九、讨论

低温等离子射频消融髓核成形术术中注意事项：①穿刺到位正确位置：穿刺针头应

位于纤维环与髓核交界处，正位透视针头位于椎弓根内侧缘，侧位透视针头位于椎间隙后部 1/4 ~ 1/3 处；②插入刀头的顶端要比穿刺针的顶端长 5 mm，以确保刀头的工作部分在髓核内且与穿刺针无接触；③插入刀头后，应将穿刺针后退 2 mm，使穿刺针针头位于中层或外层纤维环内，防止工作时刀头接触穿刺针针头；④操作过程中，应控制消融深度在两标记之间，一旦超出标定深度范围，则可能造成意外损伤；⑤消融热凝操作过程中若患者突然感觉有剧烈的疼痛，应立即停止操作，重新透视定位，适当调整刀头至正确位置后方可继续治疗。

　　自从 PCDN 被用于治疗腰椎间盘突出症以来，一直有学者对其疗效、并发症及复发率方面进行研究。Sun Y A[18] 以 90 例患者为研究对象，分析显示术后 6 个月优良率达到 93.3%；视觉模拟评分法（visual analogue scale，VAS）评分由 2.5 降到 2.1；治疗前后直腿抬高程度由术前 30.5° 上升到 69.2°。研究显示 PCDN 不仅能减轻疼痛感，在促进功能改善方面也有一定疗效。康南等[15] 应用 PCDN 治疗腰椎间盘突出症共 44 例，随访时间 6 ~ 48 个月，平均 24 个月；VAS 评分术前（8.40 ± 0.5）分，术后 1 周（2.60 ± 0.53）分，末次随访（2.80 ± 0.34）分；Oswestry 评分术前（59.00 ± 1.90）分，术后 1 周（30.0 ± 1.80）分，末次随访（34.0 ± 1.50）分；各指标术后及末次随访时与术前比较差异有统计学意义（$P < 0.05$ 或 $P < 0.01$），而术后两次随访差异无统计学意义（$P > 0.05$）。Shabat 等[19] 对 87 例椎间盘源性腰痛患者行 PCDN 治疗，VAS 评分和 Oswestry 评分，也取得类似疗效。而 Cincu 等[20] 针对有神经根压迫症状的患者进行治疗，未发生椎间盘炎、神经根损伤及过敏等并发症，至术后 1 年 90% 的患者减少了其麻醉药品的使用。Lerardi 等[21] 利用 CT 引导治疗 L5 ~ S1 椎间盘突出，穿刺成功率为 100%。综上所述，PCDN 手术的疗效较好、安全性佳、并发症较少。但远期疗效仍需大量数据的长期随访进行验证。

十、总结

　　随着医疗水平的提高，医疗设备的不断改进，微创介入技术将是未来 LDH 的主要治疗手段。PCDN 具有创伤小、手术时间短、操作简单安全、经济性好、并发症发生率低、对生理结构破坏小、恢复快等优点。虽然近期疗效较好，但远期疗效还需大样本、长时间的随机对照前瞻性临床观察和研究。应严格把握其适应证与禁忌证，尤其在病例选择、掌握指征、确定病变节段、选定穿刺入路、是否到达靶位、寻求最佳联合、兼顾椎管内外病变及重视疼痛康复等环节做出科学的治疗方案。

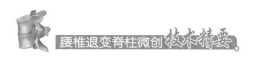

参考文献

1. 许杰英. 低温等离子射频消融术在耳鼻喉头颈外科中的应用现状及研究进展 [J]. 临床合理用药, 2020, 13 (5): 172.

2. Erdine S, Ozyalcin N S, Cimen A. Percutaneous lumber nucleoplasty [J]. Asri Dergisi, 2003, 17: 17-22.

3. 王晓宁, 侯树勋, 吴闻文, 等. 射频消融髓核成形术治疗颈椎间盘突出症初步报告 [J]. 中国脊柱脊髓杂志, 2004, 14: 99-101.

4. 李放, 戴刚, 孙天胜, 等. 经皮髓核成形术治疗腰椎间盘源性疼痛的初步观察 [J]. 中国脊柱脊髓杂志, 2004, 14: 108-110.

5. Gangi A, Dietemann J L, Mortazani R, et al. CT-guided interventional procedures for pain management in thelumbosoral spine[J]. Radiographics, 1998, 18: 621-633.

6. 徐奎, 覃正仕, 赵权. 腰椎间盘突出症微创治疗研究进展 [J]. 现代中西医结合杂志, 2016, 25 (1): 109.

7. Yakovlev A, Tanfimi M A, Liang H, et al. Outcomes of Pereutaneous decompression utilizing nueleoplasty for the treatment of chronic discogenic pain [J], Pain Physician, 2007, 10: 319-328.

8. Sinan T, Sheikh M, Buric J, et al. Percutaneous coblation nucleoplasty in a prospective case series [J]. Acta Neurochir, 2011, 108: 107-112.

9. Derby R, Baker R M, Lee C H. Evidence-informed management of chronic low back pain with minimally invasive nuclear decompression [J]. Spine J, 2008, 8: 150-159.

10. Gerges F J, Lipsitz S R, Nedeljkovic S S. A systematic review on the effectiveness of the nucleoplast (TM) procedure for discogenic pain [J]. Pain Physician, 2010, 13: 117-132.

11. 杜昌洪. 经皮穿刺低温等离子消融术治疗腰椎间盘突出症的临床研究 [J]. 现代医学与健康研究, 2018, 2 (12): 67-68.

12. 高福存, 宋超, 陈瑞霞. 第二代可弯曲低温等离子射频消融髓核成形术治疗腰椎间盘突出症的临床效果观察 [J]. 现代医药卫生, 2020, 36 (1): 44-46.

13. 张建发. 经皮低温等离子消融髓核成形术治疗不同 Pfirrmann 分级腰椎间盘突出症 [J]. 现代中西医结合杂志, 2015, 24 (24): 2707-2708.

14. Zhou Y L, Yang Y, Tan R, et al. Evaluation of the rapeutic effect and related factors of different interventional procedures in the treatment of lumbar disc herniation [J]. Chinese Journal of Pain Medicine, 2011, 17 (9): 569-571.

15. 康南, 海涌, 鲁世保, 等. 低温等离子射频消融治疗腰椎间盘突出症初步探讨 [J]. 中国骨与关节外科, 2011, 4: 23-26.

16. 瞿群威, 沈玉杰. 低温等离子靶点消融术联合臭氧治疗腰椎间盘突出症的临床研究 [J]. 中国疼痛医学杂志, 2017, 23 (2): 144-147.

17. Bhagia S M, Slipman C W, Nimehl M, et al. Side effects and complications after percutaneous disc decompression using coblation technology[J]. Am J Phys Med, 2006, 85: 6-13.

18. Sun Y A. Study on treating lumbar discherniation by low temperature plasma ablation [J]. Clinical Journal of Chinese Medicine, 2020, 12 (2): 111-113.

19. Shabat S，David R，Folman Y. Nucleoplasty is effective in reducing both mechanical and radicular low back pain：a prospective study in 87 patients [J]. J Spine Disord Tech，2012，25：329–332.

20. Cincu R，Lorente F A，Gomez J，et al.One decade follow up after nucleoplasty in the management of degenerative disc disease causing low back pain and radiculopathy [J]. Asian J Neurosurg，2015，10（1）：21–25.

21. Lerardi A M，Piacentino F，Giorlando F，et al. Cone beam computed tomography and its image guidance technology during percutaneous asty procedures at L5/S1 lumbar level[J] .Skeletal Radiology，2016，45（12）：1669–1676.

第三章

经皮内镜椎板间入路髓核摘除术（PEID）

一、简介

保守治疗无效的腰椎间盘突出需要手术切除，显微镜辅助下椎间盘切除术仍旧是手术治疗的金标准。自 1991 年 Kambin 和 Sampson 引入现代内镜技术以来[1]，经历了YESS 技术、TESSYS 技术、简氏技术的发展历程，手术入路也由侧路逐步拓展至后路。随着内镜器械的不断完善及外科手术内镜化理念的形成，脊柱内镜已成功应用于各类腰椎间盘突出手术中，并取得了良好的临床治疗效果[2]。与显微镜辅助下腰椎间盘切除术相比，脊柱内镜腰椎髓核摘除术具有切口小、创伤小、疗效确切、恢复快等优势。根据腰椎髓核突出位置不同，以下几种内镜手术方式可供选择。①经椎间孔入路髓核摘除术（transforaminal endoscopic lumbar discectomy，TELD）：切除部分上关节突，椎间孔扩大成形，摘除神经根及硬膜囊腹侧突出髓核组织[1]；②经对侧椎间孔入路（contralateral transforaminal route）：经对侧椎间孔由硬膜腹侧入路行对侧髓核摘除术[3]；③经椎板间入路（interlaminar approach）：经椎板间黄韧带入路，神经根牵开，取出突出髓核组织[4、5]；④经扩大椎板间入路（Endo-Love）：扩大骨性椎板间隙，完全切除黄韧带，取出突出髓核组织；⑤腰椎后侧双通道内镜髓核摘除术（biportal endoscopic surgery）：通过后侧双通道入路，一入路为内镜通道，另一入路为操作器械通道，该入路内镜手术可通过双通道，放置普通或者特制脊柱减压器械[6-8]，摘除突出髓核组织；⑥经椎弓根入路内镜髓核摘除术[9-11]，该手术方式远离出口根，主要治疗 I 区或IV区高度脱垂游离型髓核脱出。

与椎间孔及椎弓根侧方入路不同，经皮内镜椎板间入路髓核摘除术（percutaneous endoscopic interlaminar discectomy，PEID）符合传统脊柱外科手术方式，解剖结构清晰，学习曲线较平缓[2、12、13]。PEID 对椎管和椎旁软组织，特别是黄韧带的损伤轻微，可最大限度地减少椎旁肌、关节突关节等正常后方结构损伤，术后腰痛及医源性腰椎不稳定发生率低，硬膜外瘢痕或神经根粘连轻，降低了术后翻修手术的风险及难度[14]，康复快，显著降低了切口相关并发症的发生率。但 PEID 手术入路受椎板间隙形态限制，手术适应症相对狭窄，主要应用于 L5～S1 肩部、中央型及复发性椎间盘突出[15]，缺点是牵拉神经根及硬膜囊，局麻手术患者术中疼痛感觉稍强。

二、手术适应证及禁忌证

1. 手术适应证

腰椎间盘突出症（椎板间隙宽大 L5～S1 或 L4～L5）

（1）中央椎间盘突出。

（2）旁中央椎间盘突出。

（3）复发性椎间盘突出。

（4）巨大椎间盘突出。

（5）Ⅲ区/Ⅳ区脱垂游离髓核脱出。

（6）旁中央椎间盘突出合并骺环分离。

（7）旁中央椎间盘突出合并纤维环钙化。

2. 手术禁忌证

（1）腰椎间盘突出：①腰椎间盘突出（椎板间隙狭窄 L5～S1 或 L4～L5）；②高位椎间盘突出；③极外侧椎间盘突出；④Ⅰ区/Ⅱ区髓核脱出。

（2）腰椎管狭窄：①腰椎中央管狭窄；②腰椎侧隐窝狭窄；③椎间孔狭窄症；④黄韧带骨化。

（3）严重腰椎不稳（影像学：侧位移位＞4 mm，角度改变＞10°）。

（4）腰椎滑脱症（腰椎峡部裂、＞Ⅰ度退变性滑脱）。

（5）严重退变性脊柱侧弯畸形。

三、术前评估

1. 症状学评估

（1）评估患者腰痛、下肢放射痛程度及特点，腰痛＞下肢痛或下肢痛＞腰痛。

（2）评估神经源性间歇性跛行，单侧或双侧下肢放射性疼痛，下肢放射痛皮节定位。

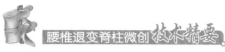

（3）评估下肢皮肤感觉减退、麻木部位及皮节定位。

（4）评估下肢肌力、生理反射及病理征。

2. X线平片评估

（1）正位片：评估椎板间隙形态（椎板间孔的外上角"L"区，该区是重点暴露部位，代表着神经根肩上）（图3-1）。

椎板间孔分四种形态：①巨大椭圆形：多数L5～S1椎板间孔形态，该类型不用去除骨质，切除部分黄韧带进入椎管，可以较好地实现神经根肩上及腋下显露（图3-2）。②眼镜形：常见L5～S1椎板间孔形态，较椭圆形略小，去除部分"L"区部分椎板骨质，可实现神经根肩上及腋部显露（图3-3）。③山峰形：常见L5～S1椎板间孔形态，椎板间孔看似大，但在关键"L"区椎板覆盖，需要Kerrison咬骨钳或镜下磨钻充分成型（图3-4）。④小椎板间孔形：少部分L5～S1椎板间孔形态，大部分L4～L5属于该类型，需要Kerrison咬骨钳或镜下磨钻充分椎板间孔成型（图3-5）。

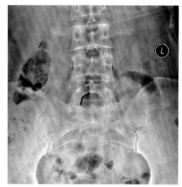
图3-1　椎板间孔"L"区域

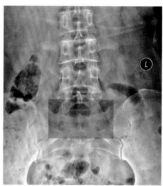
图3-2　大椭圆形

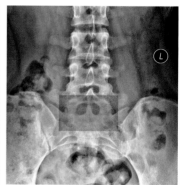
图3-3　眼镜形

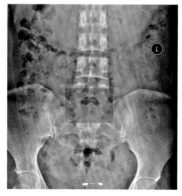
图3-4　山峰形

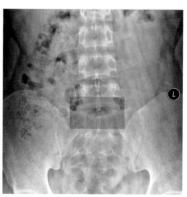
图3-5　小椎板间孔形

（2）腰椎侧位片：评估腰椎生理曲度，椎间隙高度，椎间孔高度。

（3）腰椎动力位片：评估脊柱稳定性，测量是否存在腰椎不稳的影像学表现。

（4）腰椎双斜位片：评估有无腰椎峡部裂。

3. 腰椎 MR 评估

（1）评估椎间盘突出程度及部位（Ⅰ区、Ⅱ区、Ⅲ区、Ⅳ区、极外侧）。

（2）评估髓核与神经根关系（肩上、肩前、腋下）。

（3）评估黄韧带厚度。

4. 腰椎 CT 评估

（1）腰椎 CT：评估椎间盘突出部位及程度；椎间小关节大小、形态、方向、上关节突增生内聚；黄韧带厚度，有无合并腰椎管狭窄。

（2）腰椎 2D 重建：评估椎间盘突出部位（Ⅰ区、Ⅱ区、Ⅲ区、Ⅳ区、极外侧）；评估髓核与神经根关系（肩上、肩前、腋下、极外侧）。

（3）腰椎 3D 重建：评估骨性椎板间孔形态，预计手术操作时下关节突骨折的风险。

5. 选择性神经根阻滞术（selective nerve root block，SNRB）

明确责任间隙，针对多阶段腰椎间盘突出或者腰椎管狭窄患者尤为重要。

6. 评估凝血功能及抗凝药物应用

详细评估患者凝血功能指标，询问凝血功能障碍性疾病史和抗凝药物应用病史；术前停用抗凝药物（波立维、利伐沙班、利舍平、阿司匹林）1 ～ 2 周，术前 12 小时停用低分子肝素。防止术中不明原因出血，影响手术视野清晰度，预防术后硬膜外血肿。

四、麻醉、体位及术前准备

1. 麻醉方式

建议选择全身麻醉 / 选择性硬膜外麻醉，不推荐局部麻醉，术中牵拉神经根加剧患者下肢疼痛不适。推荐全身麻醉，给患者最好的手术体验，便于术中控制性降压，防止硬膜外出血及术后硬膜外血肿发生。

2. 体位

患者采取俯卧位，放置在可透视的 Wilson's 体位架上，体位要舒适固定，腹部悬空，稍屈曲位，消除腰椎前突，扩大椎板间隙，便于工作通道放置（图 3-6）。

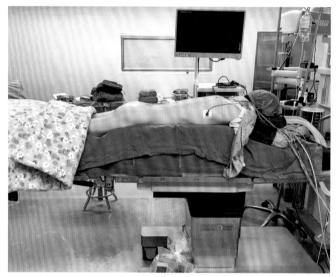

图 3-6　体位：俯卧位，腹部悬空，稍屈曲位

3. 术前准备

术前给予单剂量抗生素应用。

五、特殊外科手术器械（图 3-7）

1. 椎间孔镜。

2. 不同直径圆锥形导杆。

3. 定位针。

4. 定位导丝。

5. 镜下环锯。

6. 镜下椎板 Kerrison 咬骨钳（40°、90°）。

7. 镜下神经剥离子。

8. 镜下蓝钳。

9. 镜下骨凿。

10. 舌形工作通道。

11. 镜下髓核抓钳。

12. 镜下弧形髓核抓钳。

13. 勺型活检钳（直头、45°）。

14. 高速内窥镜钻头。

15. 双极球型射频消融电极。

16. C 型臂或 G 型臂术中 X 线透视机。

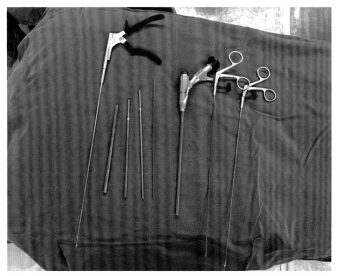

图 3-7 后路椎板间入路 PEID 手术 TESSYS I See 手术专用器械

六、手术步骤

1. 克氏针定位（图 3-8）。

2. 透视及影像判读（图 3-9）。

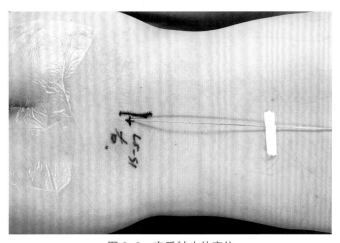

图 3-8 克氏针皮外定位

3. 皮外标示（图 3-10）。

4. 常规碘伏消毒、铺巾（图 3-11）。

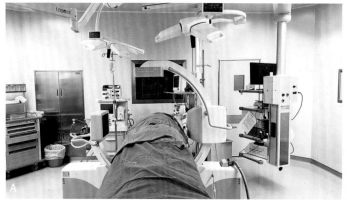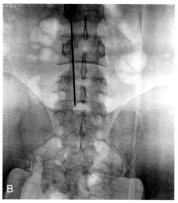

A：术中 C 型臂或 G 型臂透视；B：克氏针尖端位于椎板间孔中点

图 3-9　透视及影像

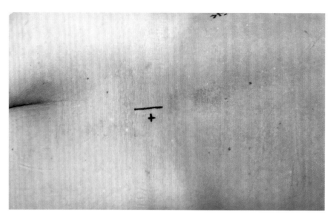

图 3-10　根据透视，标示棘突中线及切口

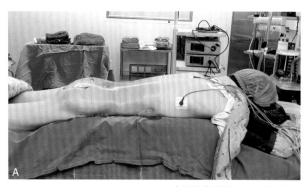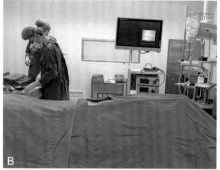

A：常规碘伏消毒；B：铺无菌单，酒精再次消毒

图 3-11　常规碘伏消毒铺巾

5. 两层手术贴膜（图 3-12）。

6. 纵行皮肤切口（图 3-13）。

7. 插入逐级扩张导杆（图 3-14）。

8. 沿导杆插入工作套管、透视定位（图 3-15）。

9. 镜下操作

（1）清理椎板间隙及黄韧带表层软组织，彻底止血（图 3-16）。

（2）清晰显露椎板间孔黄韧带表层，探查"L"形椎板外上角（图 3-17）。

（3）逐层破黄——射频消融电极黄韧带破口，镜下蓝钳沿破口扩大（图 3-18）。

（4）蓝钳沿破口切除黄韧带，扩大破口，进入椎管（图 3-19）。

（5）黄韧带切除——Kerrison 咬骨钳或蓝钳切除头端、尾端及外侧黄韧带（图 3-20）。

（6）神经根探钩探查神经根肩部及腋部（图 3-21）。

（7）神经根腋下射频消融电极剥离、止血，显露腋下脱出髓核组织（图 3-22）。

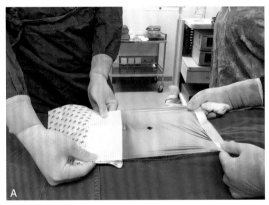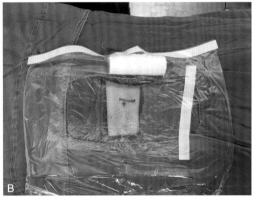

A：常规皮肤保护贴膜；B：再贴脑科贴膜，引流冲洗液

图 3-12　手术贴膜

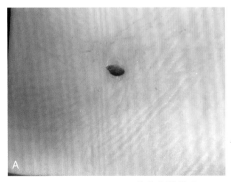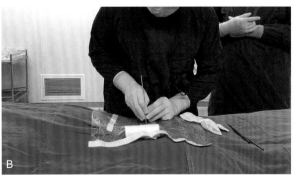

A：棘突中线旁开 1.5 cm，纵向切口 7 mm；B：置入一级扩张导杆

图 3-13　皮肤切口

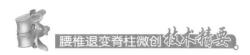

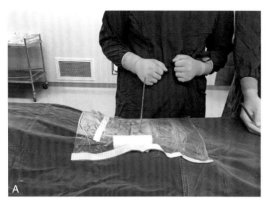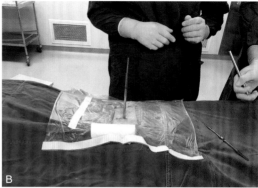

A：插入逐级扩张导杆；B：导杆触及黄韧带表面及椎板下缘

图 3-14　插入逐级扩张导杆

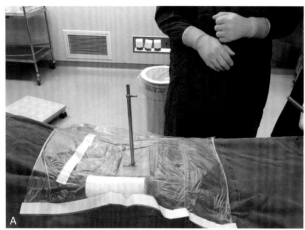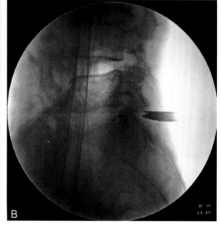

A：放置工作套管；B：套管尖端位于椎管外

图 3-15　沿导杆插入工作套管透视定位

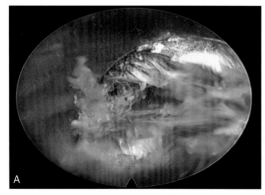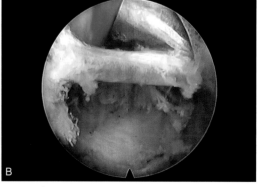

A：髓核抓钳清理黄韧带表层软组织；B：射频消融电极彻底止血

图 3-16　清理椎板间隙及黄韧带表层软组织，彻底止血

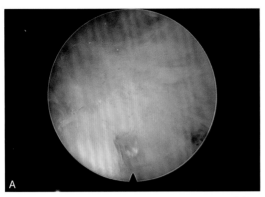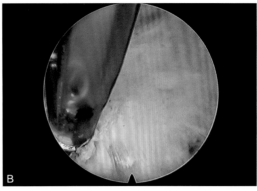

A：清晰显露椎板间孔黄韧带表层；B：探查椎板"L"形椎板外上角

图 3-17　清晰显露——外上角

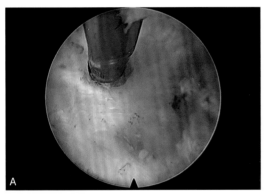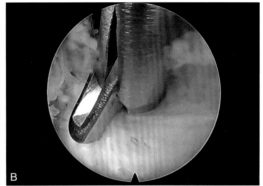

A：射频消融电极黄韧带破口；B：镜下蓝钳黄韧带破口扩大

图 3-18　逐层破黄

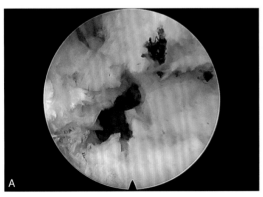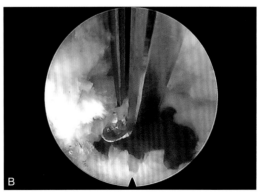

A：黄韧带破口；B：Kerrison 咬骨钳扩大破口，显露椎管

图 3-19　切除黄韧带，进入椎管

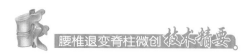

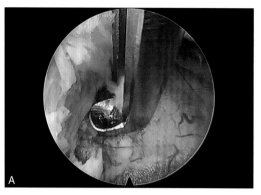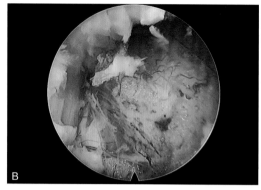

A：咬骨钳切除头端、尾端及外侧黄韧带；B：显露硬膜囊及神经根

图 3-20　黄韧带切除

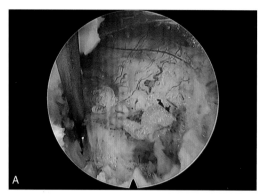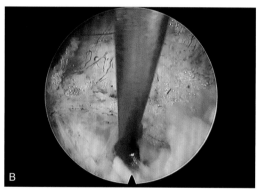

A：神经探钩探查神经根肩部；B：神经探钩探查神经根腋部

图 3-21　神经根探钩探查

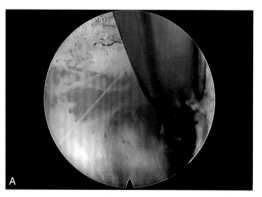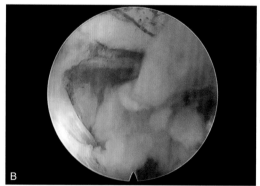

A：神经根腋下射频消融电极剥离、止血；B：显露神经根腋下脱出髓核组织

图 3-22　神经根腋下射频

（8）镜下髓核抓钳取出脱出髓核组织（图 3-23）。

（9）舌状工作套管置入神经根腋下，探查神经根及硬膜囊腹侧（图 3-24）。

（10）清晰显露纤维环破口，射频消融电极固缩处理（图 3-25）。

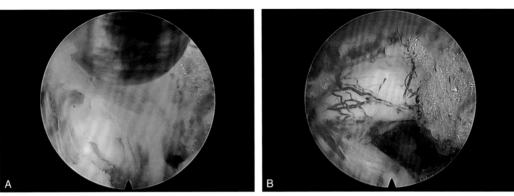

A：髓核抓钳取出腋下脱出髓核组织；B：清晰显露神经根腋部

图 3-23　镜下髓核抓钳取出脱出髓核组织

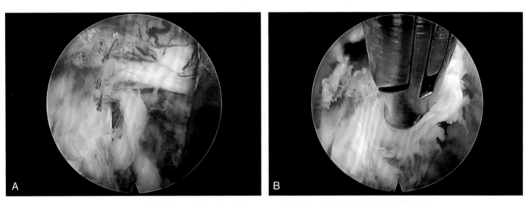

A：舌状工作套管置入神经根腋部；B：取出神经根腋下残余脱出髓核组织

图 3-24　舌状工作套管置入神经根腋部

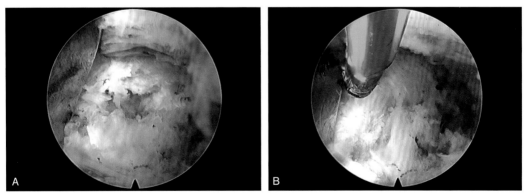

A：清晰显露纤维环破口；B：射频消融电极固缩纤维环破口

图 3-25　清晰显露纤维环破口，射频消融电极固缩处理

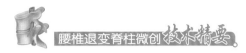
（11）神经根肩上探查（图3-26）。

（12）射频消融电极固缩神经根肩上纤维环破口残缘（图3-27）。

（13）探查神经根肩上、腋下及硬膜囊完整性（图3-28）。

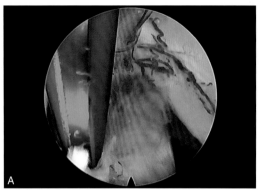
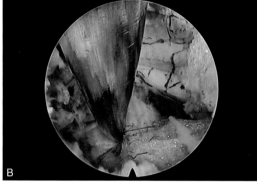

A：射频消融电极神经根肩上预止血；B：神经剥离子探查神经根肩部

图3-26　神经根肩上探查

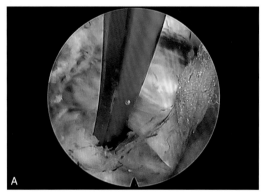
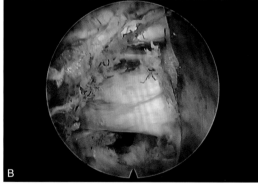

A：射频消融电极固缩神经根肩上纤维环破口；B：探查神经根肩上有无残存致压物

图3-27　射频消融电极固缩神经根肩上纤维环破口残缘

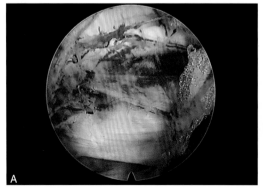
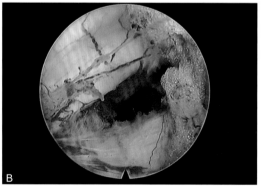

A：探查神经根肩上、腋下，防止髓核组织残留；B：探查硬膜囊和神经根完整性

图3-28　探查神经根肩上、腋下及硬膜囊完整性

10. 放置引流管，缝合切口（图 3-29 ）。

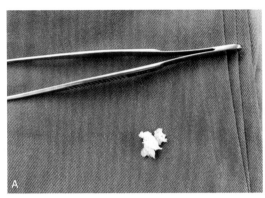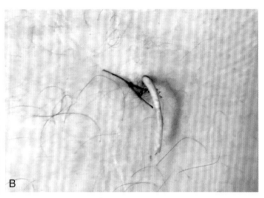

A：评估摘除髓核组织大小；B：放置引流片，缝合切口

图 3-29　放置引流管，缝合切口

七、术后护理

腰椎间盘突出纤维环破口较小或者行纤维环缝合的患者，建议麻醉清醒后，可进行直腰活动（ 3 周内，少做腰部坐、扭、弯活动），术后建议佩戴护腰 2 ～ 4 周，适时行腰背肌训练。纤维环破口较大的患者，常规限制腰部坐、扭、弯活动 3 周，12 周以内慎坐、慎扭、慎弯，防止椎间盘突出复发，建议佩戴护腰 4 周，适时行腰背肌训练。

八、典型病例

1. 典型病例 1（图 3-30 ）。
2. 典型病例 2（图 3-31 ）。
3. 典型病例 3（图 3-32 ）。

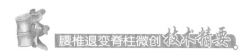

腰椎退变脊柱微创技术精要

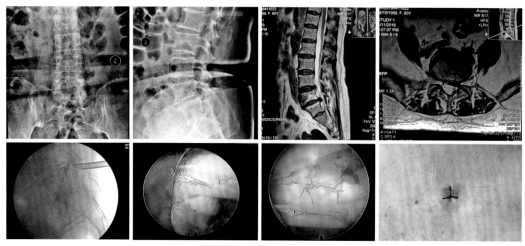

张××，女，59岁，腰痛伴左下肢放射性疼痛麻木9个月，保守治疗无效。诊断：腰椎间盘突出症。评估：（1）精准定位：L5～S1，S1神经根，MSU分级：2-B；（2）L5～S1椎板形态为巨大椭圆形；（3）Modic分级Ⅱ型。手术日期：2019年6月4日；麻醉方式：浅硬膜外麻醉；手术方式：后路经椎板间入路PEID；术中神经根清晰显露，神经根肩部髓核组织脱出。术后随诊3年，症状完全缓解，未见复发

图3-30　典型病例1

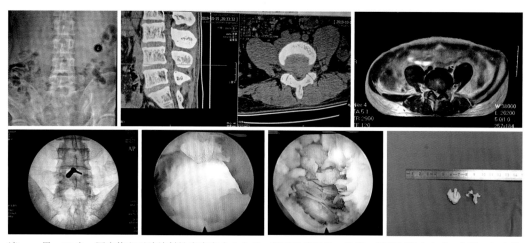

漆×，男，39岁，腰痛伴左下肢放射性疼痛麻木1个月，保守治疗无效。诊断：腰椎间盘突出症。评估：（1）精准定位：L4～L5，L5神经根，MSU分级：3-B；（2）L4～L5椎板形态为巨大椭圆形；（3）无Modic改变；（4）CT：无骨赘分离。麻醉方式：全身麻醉；手术日期：2019年10月17日，手术方式：后路经椎板间入路PEID，术中神经根清晰显露，髓核组织神经根肩部脱出。术后随诊35个月，症状完全缓解，未见复发

图3-31　典型病例2

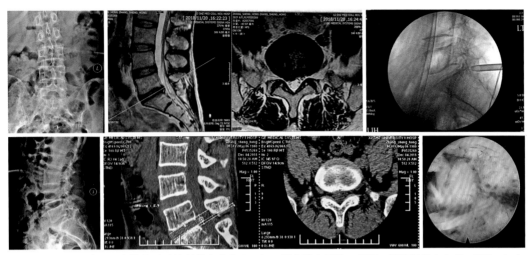

张××，男，38岁，腰痛伴右下肢放射性疼痛麻木1年，保守治疗无效。诊断：腰椎间盘突出症。评估：（1）精准定位：L5～S1，S1神经根，MSU分级：2-B；（2）L5～S1椎板形态为眼镜形；（3）无Modic改变；（4）CT：无骨骺分离。麻醉方式：局部麻醉＋静脉复合；手术日期：2018年12月7日，手术方式：后路经椎板间入路PEID，术中神经根清晰显露，髓核组织神经根腋部脱出。术后随诊45个月，症状完全缓解，未见复发

图 3-32　典型病例 3

手术并发症及处理

1. 术中出血

与大通道 Endo-Love 手术相比，PEID 手术途径是经黄韧带进入椎管，不切除骨质，或仅少量切除椎板下缘外上角"L"区域部分骨质，出血少，手术视野清晰。术中出血点主要来自两个区域：①椎板间隙软组织及关节突周围血管出血，术中有时可清晰显露该血管，射频消融电极可提前预止血。如血管破裂出血，会严重影响手术视野，可试用射频消融电极压迫，手术视野清晰后，明确出血点再止血。②椎管内出血，出血区域常见于侧隐窝处的硬膜外静脉丛。髓核脱出易引起局部无菌性炎性反应，血管往往怒张增生，镜下操作时，易破裂出血。处理该区域时，保持手术视野清晰，射频消融电极小心预止血，防止消融电极损伤神经根及硬膜囊。高血压患者，在确保患者手术安全情况下，建议常规控制性降压至 100～110 mmHg。如遇不明原因出血，可暂时提高灌注压力，以控制出血。术前评估凝血功能，停用抗凝药物，可预防不明原因出血。椎管内减压手术结束后，尽管椎管内视野清晰，但工作套管外软组织可能存在隐匿性出血，建议缓慢拔除工作套管，边拔除边探查止血，常规放置引流管或引流片 24～48 小时，预防术后椎管内血肿。

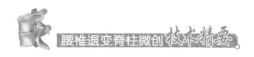

2. 硬膜撕裂

硬膜撕裂是最常见的术中并发症，可表现为脑脊液漏、伤口愈合不良，多见于学习内镜手术初期，术者镜下操作经验不足。硬膜撕裂主要原因为：①硬膜与黄韧带粘连，常见于翻修手术或者椎管内曾行镇痛治疗的患者；②硬膜与突出钙化间盘粘连，神经根腹侧椎间盘突出时间长，长期慢性炎性刺激，纤维环钙化与腹侧硬膜粘连；③椎管内不明原因出血，镜下视野不清晰，器械操作不当，尤其是使用 Kerrison 咬骨钳切除头端黄韧带时，由于视野受限，局部粘连，容易损伤硬膜囊。彻底止血，保持视野清晰，轻柔操作是预防硬膜撕裂最好的方法。小的硬膜撕裂，推荐使用明胶海绵填塞或纤维蛋白胶，术后建议卧床制动。严重硬膜撕裂，建议中转为开放手术，显微镜下修补撕裂硬膜囊。

3. 神经根损伤

神经根损伤的发生率为 0 ~ 2.5%[14]。常见原因：①神经根过度牵拉；②结构判断不清，器械操作损伤；③射频消融电极操作损伤。彻底止血、保持视野清晰、组织辨认、轻柔操作是预防神经损伤最好的办法。椎板间孔形态呈现"山峰形"或"小椎板间孔"时，尽可能切除神经根肩部"L"形区域椎板及黄韧带，保证足够的神经根减压空间，有利于工作套管斜面翻转牵开神经根，便于腹侧减压。切除椎间盘突出合并纤维环钙化时，术中仔细探查神经根与钙化组织之间是否存在粘连，轻柔分离牵开神经根，避免过度牵拉神经根。射频消融电极在椎管内应小心使用，降低神经周围电极输出能量，减少射频消融工作时间，操作方向与神经结构走行相反。内镜下椎管内手术操作整个过程中，始终贯穿"神经微侵袭"理念。

4. 髓核组织残留

与双通道及单通道内镜下椎间盘切除手术相比，后路 PEID 手术视野更小，术前充分评估髓核脱出位置尤其重要。Ⅰ区、Ⅱ区和极外侧脱出，因脱出髓核组织位于头端和极外侧，单纯经椎板间隙入路，套管到达髓核突出位置较困难，脱出髓核组织摘除不全，易造成髓核组织残留。术前脱出位置评估不足可能是髓核组织残留另一个高危因素。以上三种类型髓核脱出，并不适合 PEID 手术方式。Ⅰ区、Ⅱ区髓核脱出建议选择 Endo-Love 手术，极外侧间盘突出选择侧路镜 PELD 手术更为恰当。椎间隙水平、Ⅲ区、Ⅳ区髓核脱出，因髓核突出位于椎间隙或尾端，与椎板间隙平行，是椎板间入路 PEID 手术最佳适应证。术中黄韧带破口后，尽量向外侧切除关节突内侧缘黄韧带，可清晰显露行走神经根外侧缘。手术结束时，应仔细探查神经根肩部及腋部，防止髓核组织残留。

5. 术后椎间盘突出复发（典型病例 4，图 3-33、图 3-34）

　　PEID 术后椎间盘突出复发率为 0 ～ 12.5%[16-18]。年龄、性别、吸烟、BMI、职业、突出类型、高 DHI 及腰椎活动度均是术后椎间盘突出症复发的高危因素[19]。PEID 手术仅部分切除黄韧带，减压空间有限。术后不恰当的功能锻炼，盘内松动髓核组织或软骨板会沿纤维环破口再次突出，影像学髓核脱出在有限空间内更容易压迫神经根，从而引起症状复发。复发性腰椎间盘突出，建议选择显微镜、Endo-Love 手术进行翻修，如伴有腰椎不稳或硬膜瘢痕明显粘连时，推荐选择开放腰椎融合手术翻修。

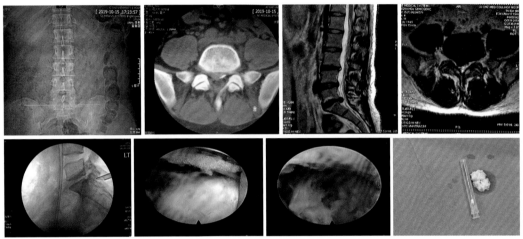

刘 ××，女，38 岁，腰痛伴右下肢放射性疼痛麻木 10 天，保守治疗无效。诊断：腰椎间盘突出症。评估：（1）精准定位：L5 ～ S1，S1 神经根，MSU 分级：3-B；（2）L5 ～ S1 椎板形态为眼镜形；（3）无 Modic 改变；（4）CT：骨骺分离。麻醉方式：局部麻醉 + 静脉复合；手术日期：2019 年 10 月 16 日，手术方式：后路经椎板间入路 PEID，术中神经根清晰显露，髓核组织神经根腋下突出。术后症状完全缓解

图 3-33　典型病例 4

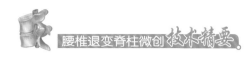

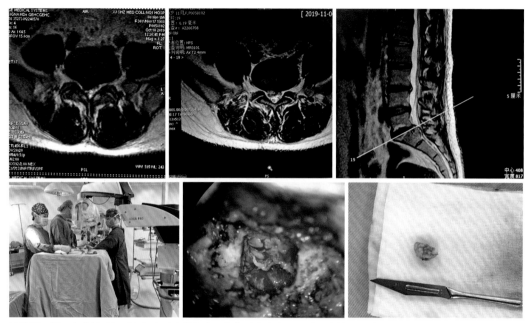

随诊第 3 周，患者长时间下地行走后症状复发。翻修手术方式：后路显微镜下开窗髓核摘除术，麻醉方式：全身麻醉；手术日期：2019 年 11 月 12 日，术中神经根清晰显露，髓核组织神经根腋下突出。术后症状完全缓解，随诊34 个月，症状无复发

图 3-34　典型病例 4 随诊第 3 周

九、讨论：手术技巧与陷阱

1. 手术技巧

由于后路 PEID 手术使用的是侧入路经椎间孔内镜系统，没有专用镜头及操作器械，所以选择后路 PEID 手术时，侧入路内镜及操作器械显得较细且长，手术视野狭窄，独特内镜视角容易让手术医师迷失方向。因此，内镜下解剖学标志对手术成功尤为重要。内镜下三个解剖标志对于减压手术具有良好的引导作用：①上位椎板下缘；②黄韧带；③下位椎板上缘。镜下减压过程中，清理椎板间隙外软组织，找到黄韧带浅层，沿黄韧带表层向头端找到椎板间隙上缘，向尾端找到椎板间隙下缘，对于 PEID 具有良好的镜下引导作用。

2. PEID 内镜切开黄韧带

（1）工作套管舌状尖端直接穿破黄韧带进入椎管：这种打开黄韧带方式优点是操作快捷，时间短，可将套管快速置入椎管内，缺点是要求手术医师经验丰富，手感好，精

确感受穿破黄韧带时的突破感。但存在盲目操作、潜在硬膜囊及神经根损伤的风险。

（2）逐层破黄：射频消融电极、蓝钳或咬骨钳逐层切开黄韧带。清晰显露椎板间隙黄韧带表层，直视下射频消融电极破口，蓝钳进一步扩大，整个操作过程在直视下进行，避免了盲目操作损伤硬膜及神经根的风险。逐层破黄相对安全，镜下操作容易掌握，有利于手术流程标准化及推广应用。缺点是需要清晰显露黄韧带表层且逐层突破，操作时间稍长。

3. 术前评估

人类在发育过程中，由头端至尾端，椎板间隙越来越宽大，而椎间孔越来越狭窄。后路内镜 PEID 要求椎板间隙宽大，有利于套管顺利突破黄韧带进入椎管，所以 PEID 手术适应证相对局限，仅适用于椎板间隙宽大的 L4～L5 及 L5～S1 椎间盘突出。术前详细评估椎板间隙形态及髓核突出位置尤其重要，准确髓核突出位置的评估，有利于术者在椎管内快速找到精准的突出靶点。

4. 麻醉选择

推荐后路内镜 PEID 手术选择全身麻醉或者硬膜外麻醉，不推荐使用局部浸润＋静脉复合麻醉或者腰麻。手术过程中应仔细探查神经根腋下及肩上，防止髓核组织残留。局部浸润麻醉时，工作套管在神经根腋下轻揉牵拉硬膜囊，多数患者不会出现不适症状，但在肩上牵拉神经根时，往往诱发患者剧烈下肢放射痛，尤其在炎性神经根水肿时，疼痛更为明显，易引起患者腹压增高，增加椎管内出血风险。患者也可能因剧烈疼痛而变动体位，有潜在损伤神经根及硬膜囊的风险。成功的腰麻，多数患者在手术过程中表现平稳，但腰麻时穿刺针造成硬膜囊损伤，在持续生理盐水灌注冲洗下，有潜在造成类脊髓高压的风险，因此，后路内镜 PEID 手术不推荐使用腰麻。

5. 神经根硬膜发出点与椎间隙关系

（1）L1～L4 神经根发出点均位于相应椎间隙水平的下方。

（2）L5 神经根 12.5% 从 L4～L5 椎间隙水平上方发出，62.5% 从椎间隙水平发出，25% 从椎间隙水平下方发出。

（3）S1 神经根 75% 从 L5～S1 椎间隙水平上方发出，25% 从椎间隙水平发出[20]。

了解这些规律，可以帮助术者在镜下通过椎间隙的位置，判断神经的肩上和腋下。内镜下椎管内操作时，应仔细分离黄韧带与硬膜间隙，探查有无粘连，防止切除黄韧带时损伤硬膜囊。神经根减压时，肩上及腋下的探查很重要，防止髓核残留。因神经根硬膜发出点不同，有时不能强求探查神经根腋下。术中仔细轻柔操作，彻底止血，保持镜下视野清晰，通过旋转工作套管获得安全的手术视野，避免盲目操作，防止硬膜撕裂及神经根损伤。

6. 后路 PEID 手术局限性

与 Endo-Love 手术相比，PEID 手术仅局限于 L5～S1 和椎板间隙宽大的 L4～L5

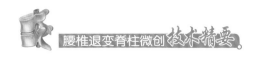

间隙，减压空间有限。因操作器械细长，椎板骨性切除和黄韧带切除效率较低，后路 PEID 手术适应证相对局限，并不适用于腰椎管狭窄患者。术前详细的症状学及影像学评估，有利于准确地选择手术方式，也是 PEID 良好手术疗效的保证及前提。

十、总结

后路 PEID 手术为腰椎间盘突出患者，提供了安全有效的治疗方法，与其他内镜手术相比，出血更少、创伤更小、腰椎稳定性更好。该手术技术学习曲线相对平缓，容易掌握。但并发症出现主要发生在手术者学习初期，因此，准备开展后路 PEID 的脊柱外科医师，仍要求具有显微镜开放手术及内镜手术的操作经验。

参考文献

1. Choi G，Lee S H，Lokhande P，et al. Percutaneous endoscopic approach for highly migrated intracanal disc herniations by foraminoplastic technique using rigid working channel endoscope[J]. Spine，2008，33（15）：508-515.

2. Cheng Y P, Cheng X K, Wu H. A comparative study of percutaneous endoscopic interlaminar discectomy and transforaminal discectomy for L5-S1 calcified lumbar disc herniation[J]. BMC Musculoskelet Disord. 2022,23(1):244. doi: 10.1186/s12891-022-05186-z. PMID: 35279101; PMCID: PMC8917767.

3. Yeom K S, Choi Y S. Full endoscopic contralateral transforaminal discectomy for distally migrated lumbar disc herniation[J]. J Orthop Sci，2011，16（3）：263-269.

4. Prada N，Modi H N，Choi G，et al. Percutaneous endoscopic lumbar herniectomy for high-grade down-migrated L4-L5 disc through an L5-S1 interlaminar approach：a technical note[J]. Minim Invasive Neurosurg，2010，53（3）：147-152.

5. Inomata Y，Oshima Y，Inoue H，et al. Percutaneous endoscopic lumbar discectomy via adjacent interlaminar space for highly down-migrated lumbar disc herniation：a technical report[J]. J Spine Surg，2018，4（2）：483-489.

6. Choi D J，Jung J T，Lee S J，et al. Biportal endoscopic spinal surgery for recurrent lumbar disc herniations[J]. Clin Orthop Surg，2016，8：325-329.

7. Choi D J，Choi C M，Jung J T，et al. Learning curve associated with complications in biportal endoscopic spinal surgery：challenges and strategies[J]. Asian Spine J，2016，10：624.

8. Heo D H，Lee D C，Park C K. Comparative analysis of three types of minimally invasive decompressive surgery for lumbar central stenosis：biportal endoscopy，uniportal endoscopy，and

microsurgery[J]. Neurosurg Focus，2019，46（5）：E9.

9. Krzok G，Telfeian A E，Wagner R，et al. Transpedicular lumbar endoscopic surgery for highly migrated disk extrusions：preliminary series and surgical technique[J]. World Neurosurg，2016，95：299-303.

10. Krzok G，Telfeian A E，Wagner R，et al. Transpedicular endoscopic surgery for lumbar spinal synovial cyst-report of two cases[J]. J Spine Surg，2016，2（4）：310-317.

11. Krzok G. Transpedicular endoscopic surgery for highly Downmigrated L5-S1 disc herniation[J]. Case Rep Med，2019，2019：5724342.

12. Lew S M，Mehalic T F，Fagone K L，et al. Transforaminal percutaneous endoscopic discectomy in the treatment of far-lateral and foraminal lumbar disc herniations[J]. J Neurosurg,2001,94（2）：216-220.

13. Ruetten S，Komp M，Merk H，et al. Recurrent lumbar disc herniation after convent ional discectomy：a prospective，randomized study comparing full-endoscopic interlaminar and tr ansforaminal versus microsurgical revision[J]. J Spinal Disord Tech，2009，22（2）：122-129.

14. Ruetten S，Komp M. Endoscopic lumbar decompression[J]. Neurosurg Clin N Am，2020，31：25-32.

15. Choi K C，Kim J S，Ryu K S，et al. Percutaneous endoscopic lumbar discectomy for L5-S1 disc herniation：transforaminal versus interlaminar approach[J]. Pain Physician，2013，16：547-556.

16. Choi K C，Lee J H，Kim J S，et al. Unsuccessful percutaneous endoscopic lumbar discectomy：a singlecenter experience of 10，228 cases[J]. Neurosurgery，2015，76：372-381.

17. Kim H S，You J D，Ju C I. Predictive scoring and risk factors of early recurrence after percutaneous endoscopic lumbar discectomy[J]. Biomed Res Int，2019：6492675.

18. Yin S，Du H，Yang W，et al. Prevalence of recurrent herniation following percutaneous endoscopic lumbar discectomy：a meta-analysis[J]. Pain Physician，2018，21：337-350.

19. Yurac R，Zamorano J J，Lira F，et al. Risk factors for the need of surgical treatment of a first recurrent lumbar disc herniation[J]. Eur Spine J，2016，25：1403-1408.

20. Suh S W，Shingade V U，Lee S H，et al. Origin of lumbar spinal roots and their relationship to intervertebral discs：a cadaver and radiological study[J]. Journal of Bone & Joint Surgery，2005，87（4）：518-522.

第四章

椎间孔镜椎间孔入路技术创新和总结

一、YESS 技术与 TESSYS 技术

1. YESS 技术

YESS 技术为 Yeung 等[1] 报道的经椎间孔 Kambin 三角区，直接进入椎间盘内行髓核摘除的技术。该系统为单轴脊柱内窥镜系统，工作套管末端为 30° 斜面，通过侧后方穿刺技术，经 Kambin 安全三角区直接进入椎间盘内，持续生理盐水冲洗，在水环境下进行操作，由内向外切除椎间盘组织，同时用激光和双极射频等热凝成形髓核组织[2]。YESS 技术的入路、操作方法和传统椎间盘穿刺造影大致相同，穿刺较平、旁开较小，简单易掌握，主要通过由内向外的髓核摘除，摘除髓核后，依靠向后突入椎管的髓核部分回缩，以达到间接减压的目的，适应证包括包容性椎间盘突出，椎间盘轻度突出等，主要要求是纤维环结构要相对完整；对于髓核脱出甚至向椎管内游离的患者，可能造成摘除困难和残留，无法达到很好的临床疗效，这也是未能顺利普及应用的原因之一。随着技术的改进和机械的发展，YESS 技术业通过穿刺技术的调整，通道位置镜下的变换，可以使通道调整到椎间盘后方，摘除后方突出髓核组织，在镜下视野行部分硬膜囊的显露，同时利用一些改进的器械去摘除脱出到椎管内的髓核组织，完成直视下减压（图 4-1）。

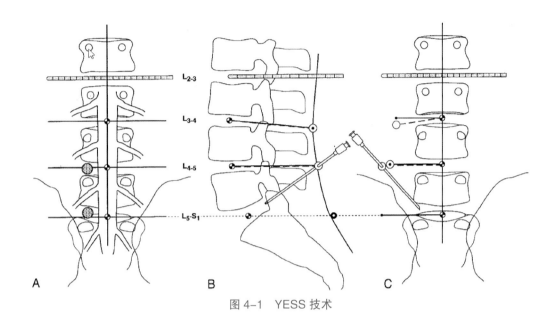

图 4-1 YESS 技术

2. TESSYS 技术

TESSYS 技术由 Hoogland 等[2] 在 YESS 技术基础上设计的通过扩大椎间孔下半部分，直接将通道置入椎管内进行椎间盘的摘除、直视下完成减压神经的技术。为了扩大椎间孔，使通道可以顺利进入椎管，这套系统有不同直径的环锯和骨钻，逐级扩大椎间孔下半部，即切除部分上关节突腹侧骨质，甚至上关节突尖部，打开椎间孔，将工作通道插入椎管内而不是椎间盘内，直视下摘除脱出或游离到椎管内的椎间盘组织，逐步显露神经，并做可视下的硬脊膜囊和神经根的减压；大大扩大了椎间孔镜的适应证，可以应用到几乎所有的腰椎间盘突出，包括高度游离型的椎间盘突出症患者。TESSYS 技术经人为扩大的椎间孔下 1/2 直接进入椎管进行操作，因为扩大了 Kambin 安全三角区，大大地减少了置管对出口神经根和神经节损伤风险，但仍然需要通过 Kambin 三角区的背侧和尾侧部分，还是有一定的风险，其与 YESS 技术相比较，旁开较大、向头侧成一定的角度。由于其直接进入椎管方向进行操作，也增加了手术的风险，提高了学习曲线，在椎间孔成型时，必须有很好的手感，环锯进入的深度掌握是关键，超过椎弓根内缘连线就会增加损伤行走神经根和硬膜囊的风险。TESSYS 技术可以在直视下对脱出的髓核进行摘除、可以很好地看到神经结构的走行，可以确切达到神经的全程减压。应用范围广，使其得到迅速的发展和推广，是目前椎间孔镜的主流技术（图 4-2）。

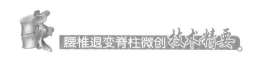

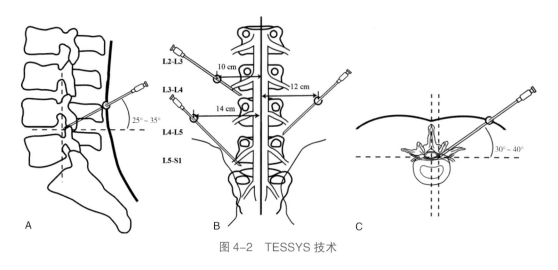

图 4-2　TESSYS 技术

二、手术适应证与禁忌证

1. YESS 技术适应证

包容性腰椎椎间盘突出、部分后纵韧带下型腰椎椎间盘脱出、极外侧型腰椎间盘突出等。

2. TESSYS 技术适应证

腰椎巨大型突出、脱出型突出、游离型突出、腰椎椎间孔狭窄、腰椎管狭窄症等。

3. 手术禁忌证

无法耐受手术、椎间不稳、骨性感染、精神异常、肿瘤患者、交流困难者等。

三、TESSYS 技术适应证手术步骤

TESSYS 技术的关键点包括三方面：穿刺技术、置管技术及镜下技术。

1. 体位

俯卧位或侧卧位（图 4-3、图 4-4）。

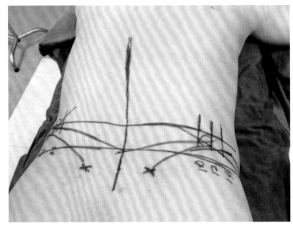

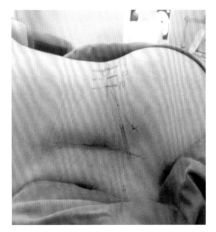

图 4-3　俯卧位　　　　　　　　　　　　　　　图 4-4　侧卧位

2. 术前安全线的评估（图 4-5）。

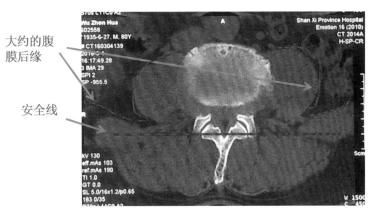

大约的腹膜后缘

安全线

在 CT 和 MRI 横断片上估计腹膜后缘连线与关节突的关系来确定穿刺的安全界限，一般腹膜后缘连线与关节突关节的连线相平行，故一般把关节突的连线标记为安全线

图 4-5　术前安全线评估

3. 旁开距离的确定

（1）国内外文献描述穿刺点：YESS 技术 L3/L4 节段的进针点位于棘突旁开 8 ～ 10 cm，L4 / L5 节段为 10 ～ 12 cm，L5 / S1 节段为 12 ～ 14 cm，与水平面成 15° ～ 25° 夹角向患侧椎间孔穿刺进针。

TESSYS 技术的穿刺点要更加偏外 2 ～ 4 cm。对于不需要椎间孔扩大成形者，理想的进针靶点通常在正位透视下针尖位于椎弓根中心点连线，侧位透视下针尖位于相邻椎体椎间盘后缘中点处；对于需行椎间孔扩大成形者，尤其在 L5 / S1 节段，穿刺靶点选

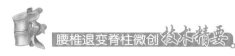

择偏向背侧或上关节突尖部。

（2）我们的经验：根据患者性别、年龄、胖瘦和节段，L5～S1节段穿刺入点位于中线旁12～16 cm，在L4～L5节段穿刺入点位于中线旁12～14 cm，在L3～L4节段穿刺入点位于中线旁10～12 cm，并在L2～L3节段穿刺入点位于中线旁8～10 cm。

4. 术中标记入点（图4-6、图4-7）

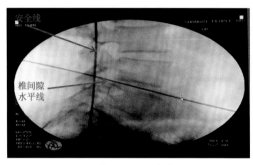
图4-6　透视标记

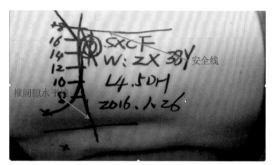
图4-7　体表画线

5. 局麻的方法

用2%利多卡因20 mL+生理盐水60 mL，稀释为0.5%的利多卡因80 mL，皮肤及皮下注射约20 mL，突破深筋膜注射20 mL，关节突表面注射10～15 mL，穿刺到上关节突肩部或尖部，注射5～10 mL。

6. 穿刺靶点

一般为下位椎体上关节突的尖部或肩部，针尖朝向下位椎体后上缘（图4-8、图4-9）。

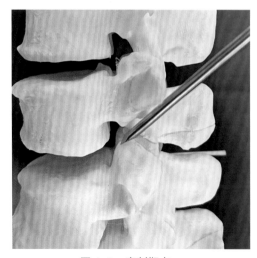
图4-8　穿刺靶点

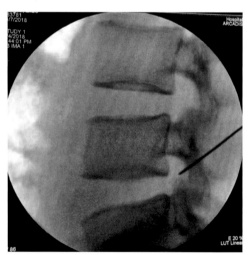
图4-9　穿刺靶点（X线）

7.置入通道

（1）逐级法：延导丝逐级软组织扩张，逐渐环锯磨除上关节突腹侧骨质，置入通道。

（2）器笔芯法：延导丝直接置入铅笔芯后置入通道，用最粗的环锯一次关节突，盲视下关节突成型，置入通道。

（3）可视成型法：置入通道后在镜子可视下行关节突成型，具体方法有可视环锯法（I See 法）、镜下骨刀成型及镜下磨钻成型等。这是目前最安全及最常用的方法。

关键点之一：穿刺方向。穿刺"点"为上关节突肩部或尖部置入。穿刺"线" 为上关节突肩部或尖部与下位椎体后上角连线（图 4-10）。

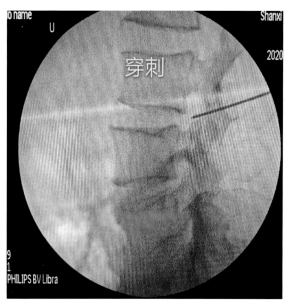

图 4-10　穿刺方向和靶点

关键点之二：锚定方向。锚定"点"为下位椎体后上缘。锚定"线"为上关节突肩部或尖部与下位椎体后上角连线（图 4-11）。

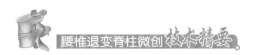

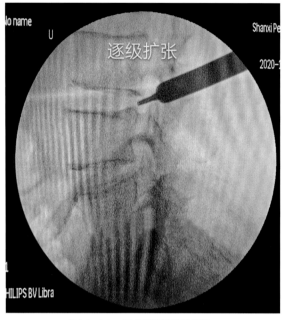

图 4-11 逐级扩张器的置入

关键点之三：固定方向。固定"点"为下位椎体后上角。固定"线"为上关节突肩部或尖部与下位椎体后上角连线。固定"法"为敲击半齿套管卡入上关节突与可视环锯反向旋转卡入关节突（图 4-12）。

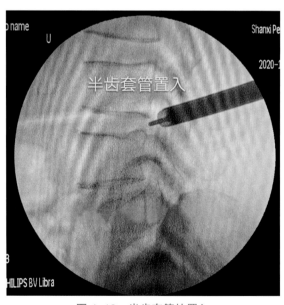

图 4-12 半齿套管的置入

关键点之四：把持方向 "把" 为把住半齿套管固定方向。"持" 为持住可视环锯固定方向旋切骨质，如骨质较硬，先反向旋转卡入骨质，再旋切。"动" 骨块和环锯同向旋转（图 4-13、图 4-14）。

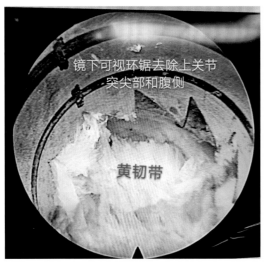 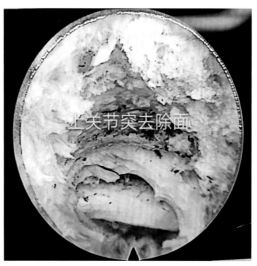

图 4-13　镜下环锯　　　　　　　　　　图 4-14　上关节突切除范围

置入通道：延关节突成型处置入通道（图 4-15）。

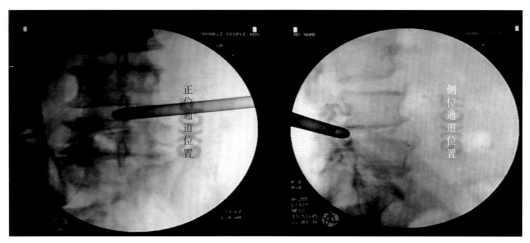

图 4-15　工作通道的置入

8. 镜下操作

同下节全内镜操作。

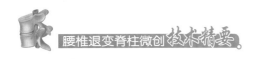

9. 术后是否留置引流管

如果术前存在出血的高危因素，如长期口服抗凝药物、凝血较差、术中出血较多、骨质成型较多等需要留置引流管，如果没有上述因素可以不留置引流管，引流管一般术后 12 ～ 24 小时拔除。

10. 术后注意事项

术后 12 小时佩戴腰围下地活动，避免久坐、弯腰等，佩戴腰围一般需要 6 ～ 8 周左右，3 个月后可行腰背部肌肉训练，6 个月内避免弯腰负重及剧烈运动。

四、椎间孔镜技术全内镜下操作技巧：全内镜下操作技巧（FULL SEE 八步法）

椎间孔镜手术的标准技术主要是经椎间孔脊柱内镜技术（transforaminal endoscopic spine system，TESSYS）和杨氏脊柱内镜技术（Yeung endoscopic spine system，YESS），虽然在这两种技术基础上又衍生出许多不同的技术体系，但主要集中在穿刺角度、定位方法、穿刺点等的调整和修正上，都在盲视（通过透视观察环锯位置及患者疼痛反馈）下做椎间孔的成型，成型时必须经过狭小的安全三角区，需要依靠术者的经验和术中患者对神经根刺激的反应来逐步调整角度和成型深度，这些因素无形中增加了损伤神经的风险，张良民等[3]与 Choi 等[4]在报道中也有不少在椎间孔成型过程中损伤神经的病例。如何把开放的操作方法和内镜技术很好地结合，在内镜直视下完成椎间孔的成型过程，有效地减少神经损伤的风险是脊柱外科医生最终追求的目标。我们根据自己的实践经验及术者对椎间孔镜技术的理解，对椎间孔镜操作技术做了一些改进，以一种全内镜下椎间孔成型，逐步向椎管内推进，根据减压的靶点，完成神经全程减压的技术，即全脊柱内镜技术"FULL SEE 八步法"（full spinal endoscopic technique，FULL SEE）。

1. 具体操作

第一步：椎间孔穿刺，无须按标准靶点穿刺，只要穿刺针穿入椎间孔下半部分即可，只需要透视侧位片，不需要拍正位片，明显减少穿刺次数和透视次数（图 4-16）。

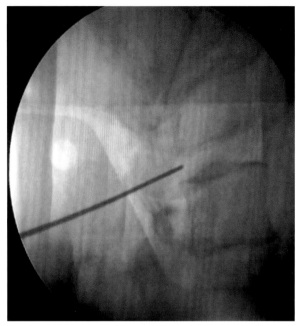

图 4-16　穿刺针穿入椎间孔下半部分

第二步：逐步行软组织扩张，无须盲视下行椎间孔成型，直接置入工作通道，只需要侧位片判断工作通道置入椎间孔区即可，明显减少手术步骤和透视次数（图 4-17）。

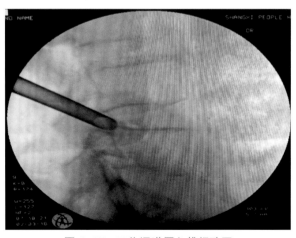

图 4-17　工作通道置入椎间孔区

第三步：置入内镜系统，逐步旋转通道，找到上关节突和上下椎体后缘，判断好解剖位置及椎间隙位置，镜下用磨钻或骨刀直视下行椎间孔的成型，根据需要选择性去除部分关节突，达到工作通道逐步推进椎管，看见黄韧带和椎间盘即可（盘黄间隙）。关

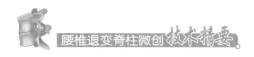

节点为：①分辨关节突关节（背侧），椎间隙（腹侧）。②提起通道向背侧到关节突的内侧边缘。③镜下成型后，逐渐向深部插入通道，到达盘黄间隙（图4-18～图4-22）。

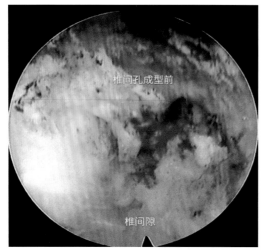

图4-18　椎间孔成型前

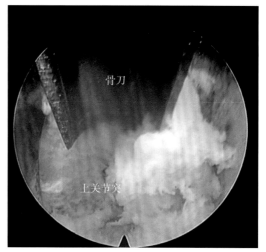

图4-19　直视下行关节突去除

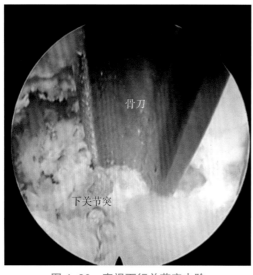

图4-20　直视下行关节突去除

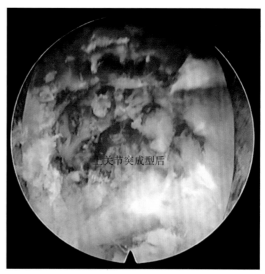

图4-21　直视下椎间孔成型后

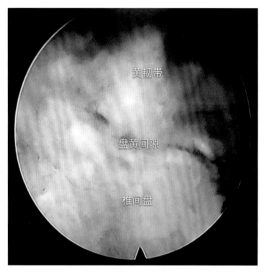

图 4-22　逐步推进通道到达盘黄间隙

第四步：逐步推进通道，用镜下工具逐步行神经腹侧的全程减压，达到过中线或对侧，根据需要可以再重复以上过程行镜下椎间孔扩大成型。先减压腹侧的优势有：①神经被挤向背侧，腹侧空间较大，安全，对神经刺激小，患者痛苦小。②腹侧减压后，神经回落后再减压背侧，背侧有一定空间，安全，对神经刺激小，患者痛苦小（图 4-23、图 4-24）。

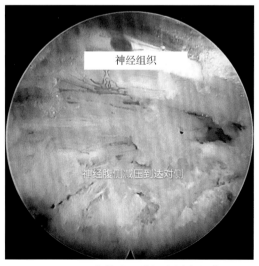

图 4-23　逐步推进通道行腹侧全程减压

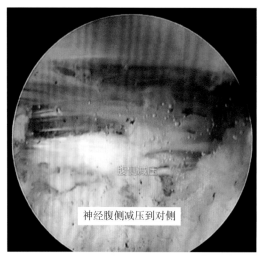

图 4-24　逐步推进通道行腹侧全程减压

　　第五步：逐步提出通道，并将通道背侧逐步移向背侧，根据具体情况可以再重复上述过程，直视下做椎间孔的扩大成型，逐步咬除黄韧带，达到背侧的减压（图4-25～图4-27）。

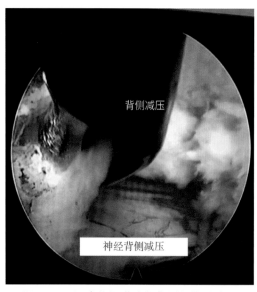

图 4-25　逐步将通道移向背侧行背侧减压

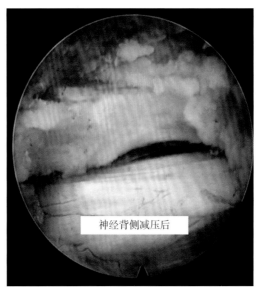

图 4-26 逐步将通道移向背侧行背侧减压

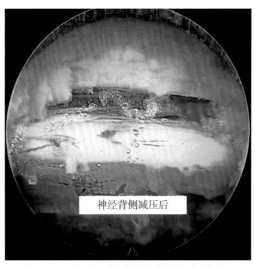

图 4-27 逐步将通道移向背侧行背侧减压

第六步：逐步调整和旋转通道，移向出口根和行走根交叉的三角区，做此处减压，根据具体情况可以再重复上述成型的过程去除阻挡的关节突，达到这个部位的减压。要点有：①旋，旋转通道斜口朝向近端，并且镜子斜口同向。②压，通道和镜子同时向尾侧下压（图 4-28、图 4-29）。

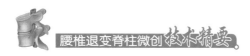

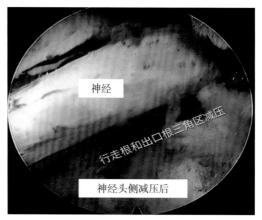

图 4-28 逐步调整通道做出口根和行走根三角区减压

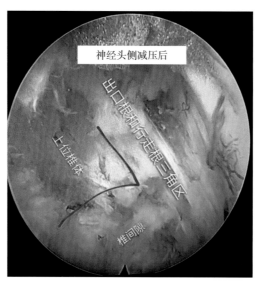

图 4-29 逐步调整通道做出口根和行走根三角区减压

第七步：逐步调整和旋转通道，移向行走根侧隐窝区，做此处减压，根据具体情况可以再重复上述成型的过程去除阻挡的关节突，达到这个部位的减压。要点有：①旋，旋转通道斜口朝向远端，并且镜子斜口同向。②压，通道和镜子同时向近段下压。③利器，磨钻、骨刀、镜下环锯（图 4-30、图 4-31）。

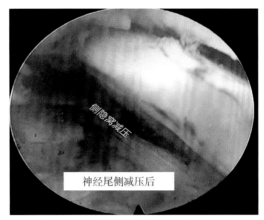

图 4-30　逐步调整通道做行走根侧隐窝区减压

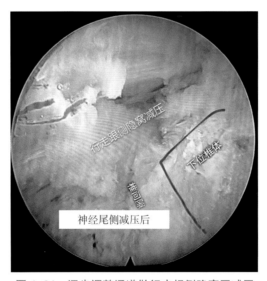

图 4-31　逐步调整通道做行走根侧隐窝区减压

第八步：镜下全程探查神经，达到彻底减压的目的，手术结束。要点为：①理念，以开放的理念去做微创减压，哪里有压迫就做哪里的减压。②搏动，硬膜的搏动以自主搏动为判断标准，不能以水压的变化导致的搏动为判断依据。③探查，最终判断是否减压彻底要根据镜下全程探查看到的为依据（图 4-32、图 4-33）。

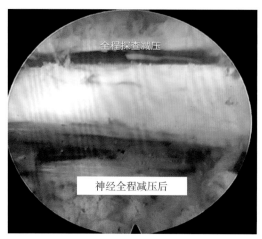

图 4-32 镜下全程探查神经达到彻底减压

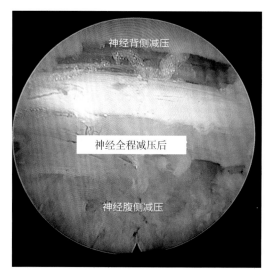

图 4-33 镜下全程探查神经达到彻底减压

2. 总结和讨论

近年来，随着显微外科微创技术的应用明显提高了腰椎间盘突出症的临床治疗效果[5]，其中经皮椎间孔脊柱内镜技术（percut aneous endoscopic lumbar discectomy，PELD）在治疗各种类型腰椎间盘突出症已经取得很好的临床疗效[6]。PELD 的优势：微创（7 mm 切口）、入路经生理通道（椎间孔）、对组织破坏少。但是孔镜技术的操作中存在一个盲视椎间孔成型的过程，完全需要依赖术者的经验和患者的神经刺激反馈来逐步操作，一方面增加了硬膜囊、神经的损伤等风险[7]，过多放射暴露对患者和医生身体的损害[8]；另一方面也使孔镜技术的学习曲线变得陡峭，增加了向基层推广的困难。

FULL SEE 八步法的优势：①靶点不局限在某一点，是整个椎间孔，减少穿刺次数，降低穿刺难度。②不做盲视下关节突成型，减少神经损伤的风险。③直接置入通道到达椎间孔区即可，减少对神经的刺激。④明显减少透视次数和时间，很好地保护了医生和患者。⑤镜下直视下做椎间孔成型，符合传统开放手术的理念，减少对神经的刺激和损伤，降低学习难度，使这项技术变得简单，容易操作，易于推广。⑥可以术中根据具体情况做相应的再次成型，避免盲视下过多地去除关节突，可以根据减压靶点逐步调整通道，达到神经的全程探查和减压。

FULL SEE 八步法的要求：必须熟悉镜下的解剖，准确判断镜下组织，方可达到很好手术目的，减少手术的风险。

总之，FULL SEE 八步法还需要随着临床实践再不断改进，使这项技术标准化，达到更好的可行性。

五、椎间孔镜经椎间孔入路（PTED）椎间孔按需成型5级法

椎间孔镜经椎间孔入路（percutaneous transforaminal endoscopic discectomy，PTED）目前主流技术是 TESSYS 技术，椎间孔成型是 TESSYS 技术的关键步骤，是否每个病例都需要成型？成型多大范围是标准？彻底减压和关节突保护的平衡问题一直是临床医生争论的焦点问题。

微创手术的理念是尽量保护正常结构的情况下达到临床有效的减压，那么，有些病例在做 PTED 时候我们是否可以不做关节突的成型，在尽量保护正常的解剖结构情况下是否可以达到有效的减压？

我们根据自己的临床经验体会发现根据术前的影像、临床症状体征、手术需要减压的范围及术中的操作情况，在保证良好减压的情况下可以做到分级成型，进一步体现了微创手术的微创化理念，并根据这些经验体会总结出 PTED 按需成型 5 级法。

1. 不做成型的解剖上的可行性（图 4-34）。

2. 按需成型 5 级法

按原则是：因需成型，减压目的达到即可，尽量保留关节突关节，维持稳定性

（1）0 级：不成型。

适应证：椎间孔大，椎间隙高度好，关节突无明显内聚，单纯平间隙突出间盘并偏一侧，无明显脱垂游离，无明显钙化，单纯极外侧间盘突出 3 ～ 4 区（图 4-35）。

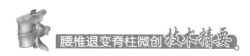

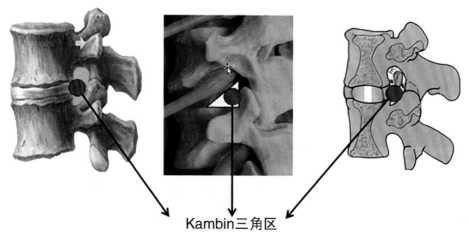

Kambin三角区

如果椎间孔足够大，无关节突增生内聚，椎间隙高度基本正常，可以利用 Kambin 三角腹侧椎间盘后缘的软性区域，介于 Y 和 T 之间的技术，不做关节突成型，安全插入通道。类似于张西峰教授的简式技术 Half-Half 技术。

图 4-34　Kambin 三角区

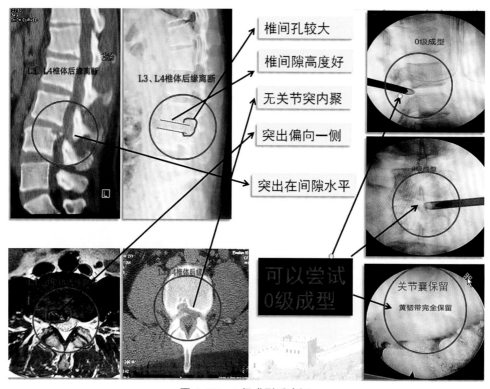

图 4-35　0 级成型适应证

术中判断：轻轻敲击铅笔芯，如果可以顺利进入椎间孔，大多数直接插入通道即可。铅笔芯边敲边向腹侧推，逐渐插入；置管步骤为第一步尖端朝向尾端插入；第二步旋转通道尖端朝向间盘，轻轻敲击进入椎管（图4-36～图4-40）。

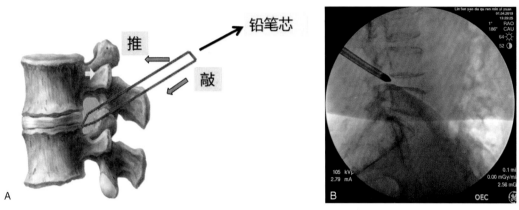

第一步：铅笔芯敲入，边敲边向腹侧推，逐渐插入，顶住下位椎体后上角或椎间隙水平

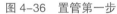
图4-36 置管第一步

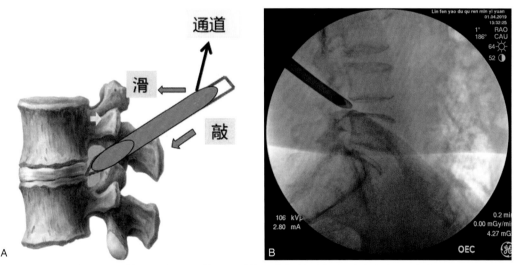

第二步：置管，尖端朝向尾端插入，旋转通道尖端朝向间盘，轻轻敲击进入椎管

图4-37 置管第二步

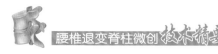

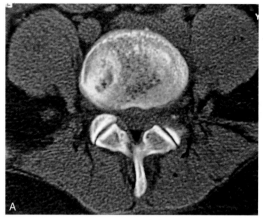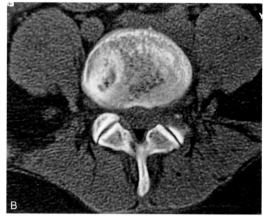

A：轻轻敲击滑过关节突；B：边敲击边向腹侧推进入椎管

图 4-38　铅笔芯敲入技术

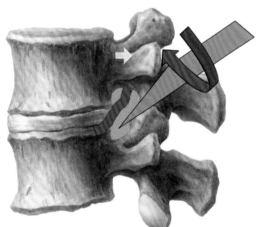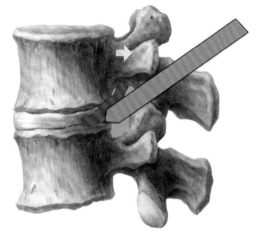

尖端朝向尾端插入，顶住骨质　　　　　　旋转通道尖端朝向间盘，轻轻敲击进入椎管

图 4-39　置管第一步　　　　　　　　　图 4-40　置管第二步

（2）1级：软组织成型。

适应证和0级基本相同，椎间孔大，椎间隙高度好，关节突无明显内聚，单纯平间隙突出间盘并偏一侧，无明显脱垂游离，无明显钙化，单纯极外侧间盘突出3～4区。

术中判断：只去除关节囊等部分软组织，基本不做骨性成型适应证和0级基本相同，铅笔芯轻轻敲击无法顺利进入椎间孔，滑过椎间孔顶住下位椎体后上或椎间隙水平，最大环锯成型，无须手柄，去除环锯，敲击铅笔芯进入椎间孔，插入通道即可。第一步铅笔芯敲入，边敲边向腹侧推，逐渐插入，顶住下位椎体后上角或椎间隙水平；第二步最大号环锯做软组织成型。置管步骤为第一步尖端朝向尾端插入；第二步旋转通道尖端朝向间盘，轻轻敲击进入椎管（图 4-41～图 4-44）。

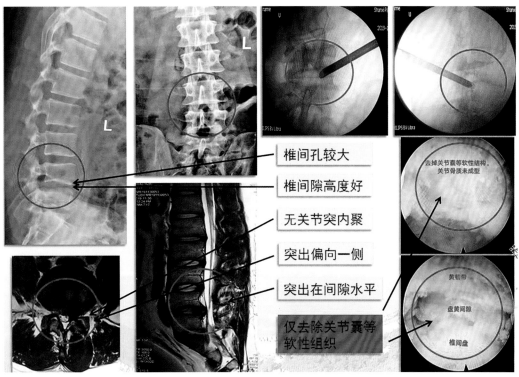

椎间孔较大

椎间隙高度好

无关节突内聚

突出偏向一侧

突出在间隙水平

仅去除关节囊等
软性组织

图 4-41 1 级成型适应证

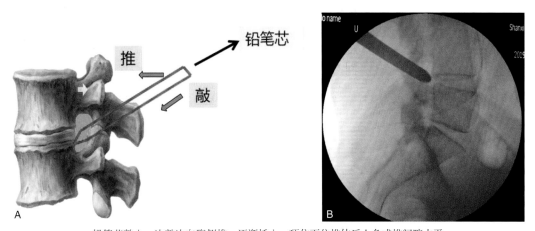

铅笔芯

推

敲

铅笔芯敲入，边敲边向腹侧推，逐渐插入，顶住下位椎体后上角或椎间隙水平

图 4-42 置管第一步

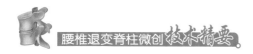

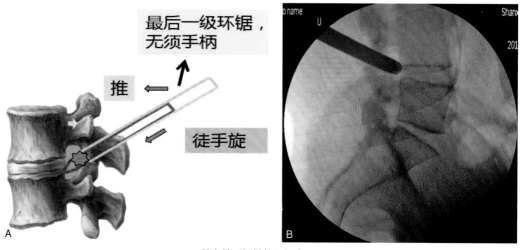

最后一级环锯，
无须手柄

推

徒手旋

最大号环锯做软组织成型

图 4-43　置管第二步

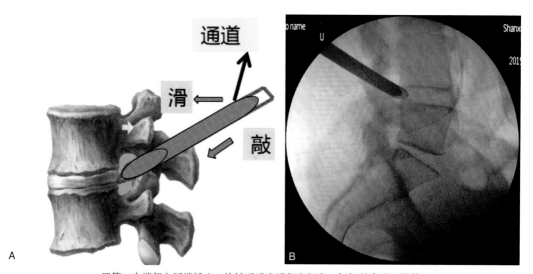

通道

滑

敲

置管，尖端朝向尾端插入，旋转通道尖端朝向间盘，轻轻敲击进入椎管

图 4-44　置管第三步

（3）2级：少许骨质成型（多数盲视下成型都是2级成型）（图4-45）。

适应证：椎间孔稍小，椎间隙高度变小，关节突有轻度内聚，以及L5～S1间隙，单纯间盘突出，并偏一侧，减压无须过中线，或者椎间孔大，但伴有钙化的间盘。

术中判断：0和1级成型无法置入通道，盲视下或镜下去除少许上关节突腹侧少许骨质，如果需要根据术中情况变3级或4级成型。如果需要根据术中情况变3级或4级成型。

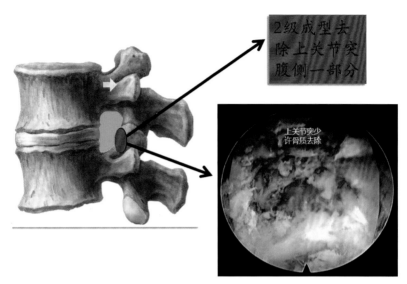

图 4-45 2 级成型范围

（4）3 级成型：上关节突尖部或上 1/2 去除成型（一部分盲视下成型）（图 4-46）。

适应证：椎间孔小，椎间隙窄，关节突上移内聚和（或）伴有出口根症状，局部增生明显，椎间盘钙化，椎体后缘离断，椎管狭窄，椎间盘脱垂游离等。

术中判断：2 级成型仍然无法置入通道，镜下去除上关节突尖部根据术中情况变4 级。

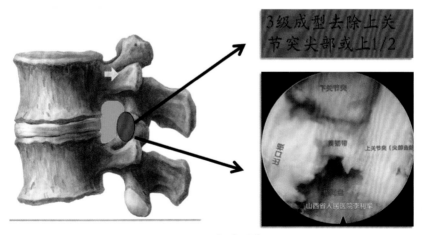

图 4-46 3 级成型范围

（5）4 级成型：上关节突大部分成型或伴有部分椎弓、峡部或下关节突小部分，但预留基底部一部分（需要镜下成型）。

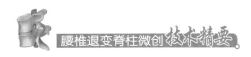

适应证：主要需要背侧减压，并需要过中线，基本同3级，3级成型后，术中根据需要减压情况镜下逐步变4级成型（图4-47、图4-48）。

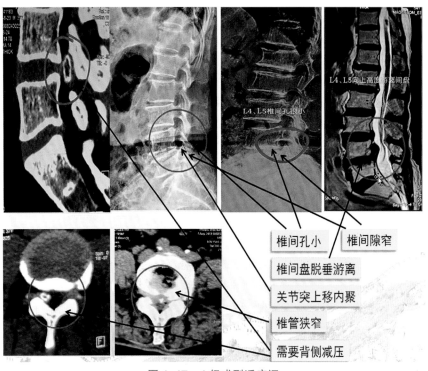

图4-47　4级成型适应证

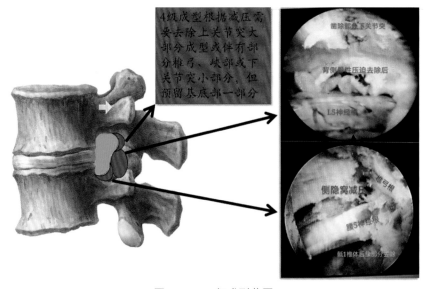

图4-48　4级成型范围

六、1切2中垂直内移测量法在椎间孔镜侧路治疗高位腰椎间盘突出症

高位腰椎间盘突出症的定义目前没有统一的标准，一部分学者认为 L4 以上节段为高位腰椎间盘突出[9]，但还有一部分学者认为 L3、L4 节段类似于低位腰椎间盘突出症，临床治疗没有特殊性，提出高位腰椎间盘突出应该为 L1、L2 和 L2、L3 节段的突出，发生率较低（1%～2%）[10、12]。对于椎间孔镜侧路手术特点来说，腰 3 以下节段因为腹膜比较偏向腹侧，横断面腹膜后缘大致平行于关节突关节的连线，没有肋骨的阻挡，通过常规的画线及两平面垂直的方法即可很好地确定穿刺旁开距离和穿刺点，一般都是安全的。L1、L2 和 L2、L3 节段椎间盘突出和 L3 以下间盘突出相对不同，因为腹膜偏后方，前方有肾脏和输尿管等重要脏器，安全线偏后，又有肋骨的阻挡，无法按照常规方法确定穿刺旁开距离和穿刺点，有损伤肾和输尿管的风险，所以我们把这两个节段称为高位腰椎间盘突出症。所以术前最重要的规划是测量确定旁开距离和穿刺点，虽然术中可以借助一些影像辅助设备（彩超、术中 CT）等避开重要结构完成穿刺，但操作比较烦琐，且目前国内大部分医院无法满足这样的条件，我们根据自己的实践经验及体会初步总结了一下测量方法和操作技巧，提出了"1切2中垂直内移测量法"。

1.1 切 2 中垂直内移测量法

术前用改良的测量方法在 MRI 横断片测量确定旁开距离和穿刺点（图 4-49）：MRI（德国西门子 3.0T 超导磁共振仪，Trio.Tim）影像检查后，由术者应用 MRI 自带软件（syngo MR B19）进行测量，测量截面为扫描三层平面中间层面。先确定椎体后缘中点（A）、棘突中点在皮肤的投影点（B），B 点做皮缘水平切线（若此点皮缘略低，适当延长），由 A 点在腹膜后缘做切线，切点位 C 点，AC 延长线与皮缘切线的交点为 D 点，由 C 点做 AD 线的垂线 CE，CE 长 1 cm，AE 线与 BD 线的交点为 F 点，测量 BF 线的长度即为穿刺旁开距离。GH 线为腹膜后缘线，即为安全线，此线与骨性结构的相交部位是术中透视标记安全线的大致范围（图 4-50）。

MRI（德国西门子 3.0T 超导磁共振仪，Trio.Tim）影像检查后，由术者应用 MRI 自带软件（syngo MR B19）进行测量，测量截面为扫描三层平面中间层面。先确定椎体后缘中点（A）、棘突中点在皮肤的投影点（B），B 点做皮缘水平切线（若此点皮缘略低，适当延长），由 A 点在腹膜后缘做切线，切点位 C 点，AC 延长线与皮缘切线的交点为 D 点，由 C 点做 AD 线的垂线 CE，CE 长 1 cm，AE 线与 BD 线的交点为 F 点，测量 BF 线的长度即为穿刺旁开距离。GH 线为腹膜后缘线，即为安全线，此线与骨性结构的相交部位是术中透视标记安全线的大致范围。

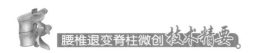

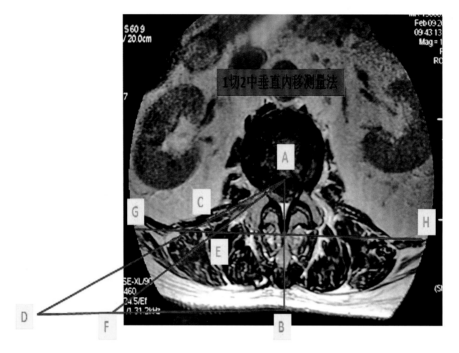

A：椎体后缘中点；B：椎体后缘中点 通过棘突中线 与皮肤的交点；C：AD 直线与腹膜的切点；D：皮缘线（BD）与 AD 线的交点；CE：垂直于 AD，长度为 1 cm；F：AE 线延长后与 BD 线的交点；BF 线的长度为穿刺旁开距离；F 点为预估穿刺点；GH 线为腹膜后缘切线（透视所需标记的安全线，此图约为棘突根部）

图 4-49 1 切 2 中垂直内移测量法

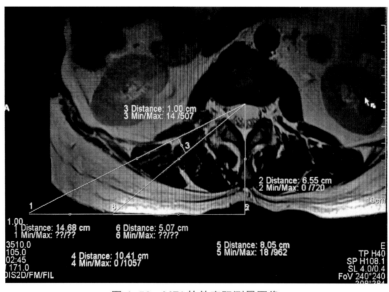

图 4-50 MRI 软件实际测量图像

2.目前国内外治疗高位腰椎间盘突出症的进展

高位椎间盘突出间隙位于胸腰段，椎管容积较小，神经受压后缓冲余地小，此处椎间盘突出易造成严重的神经损害，保守治疗疗效差，因此，一旦确诊，应首选手术治疗[13]。目前，高位腰椎间盘突出症的手术方式的选择目前多采用传统开放手术治疗。

脊柱内镜下腰椎椎间融合术（Posterior Lumbar Interbody Fusion，PLIF）是治疗退变性腰椎疾病很常用的手术方式，可以同时行后路的减压及椎间的融合，但是PLIF手术保留了部分的关节突，需要牵拉硬膜囊后进行椎间盘的摘除、植骨或融合器的放置，因为高位间盘位置高，此处为脊髓圆锥（L1、L2）或离脊髓圆锥较近（L2、L3），因此这种牵拉增加了损伤硬膜和神经的可能性较大[14、15]。齐强等[16]报道了侧前方入路行高位腰椎间盘切除术，他们认为这种手术方式术野直视、清晰，不触动硬膜及神经根，一方面避免了硬膜外及神经根周围血肿瘢痕的粘连；另一方面避免了后方肌肉和骨性结构的破坏，减少了术后腰椎不稳导致的腰痛，因而认为对于胸腰段椎间盘突出症，侧前方入路是首选术式。徐灿华等[17]认为极外侧入路腰椎椎间融合术（extreme lateral interbody fusion，XLIF）较传统的后路手术有明显的优势。总之，目前治疗高位腰椎间盘突出开放手术入路主要包括后路、前路、侧入路等开放手术，都需要破坏一些脊柱稳定结构（如棘突、关节突、椎板及韧带等），需要损失活动节段，需要做固定融合。

随着椎间孔镜的技术的不断成熟，国内外有报道用椎间孔镜治疗高位椎间盘突出症，也得到了不错的疗效[18-20]，椎间孔镜技术的特点是微创、损伤小及无须固定融合。Junlong Wu等[18]报道椎间孔镜治疗高位椎间盘突出症是安全有效的，可以达到低位椎间盘突出一样的疗效。Jin Sung Kim等[19]报道了椎间孔镜治疗高位腰椎间盘突出症19例，取得了非常好的疗效，也没有引起术后椎间不稳等并发症。李玉伟等[21]PTED治疗高位腰椎间盘突出症，与TLIF相比具有创伤小、出血少及术后恢复快的特点，疗效、复发率与TLIF相近，是治疗高位腰椎间盘突出症的有效方法。但少有文献报道术前如何规划旁开距离和穿刺点。

3.1切2中垂直内移测量法的解剖基础及优势

L1、L2和L2、L3节段椎间盘突出和L3以下间盘突出相对不同，具有以下特点[22、23]：①患者年龄大，发病率低；②穿刺风险高（有损伤肾和输尿管的风险）；③因为腹膜偏后方，前方有肾脏和输尿管等重要脏器，安全线偏后，又有肋骨的阻挡，无法按照常规方法确定穿刺旁开距离和穿刺点；④腰1、腰2处为脊髓圆锥，神经损伤风险加大；⑤椎间孔较大，可以无须椎间孔成型或做较少成型；⑥椎管形态成类椭圆形，侧隐窝不明显，大多数情况做椎间隙水平减压即可；⑦椎间盘往往会伴有钙化，有一定难度。

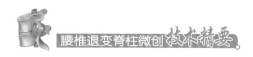

参考文献

1. Yeung A T, Tsou P M. Posterolateral endoscopic excision for lumbar disc herniation：surgical technique, outcome, and complication in 307 conse-cutive cases[J]. Spine, 2002, 27（2）：722-731.

2. Hoogland T, van den Brekel-Dijikstra K, Schubert M, et al. Endoscopic transforanial discectomy for recurrent lumbar disc herniation [J]. Spine, 2008, 33（9）：973-978.

3. 张良民，刘明永，范伟力，等 . 侧后路椎间孔镜手术相关并发症及预防措施 [J]. 局解手术学杂志，2017, 26（10）：746-749.

4. Choi I, Ahn J O, So W S, et al. Exiting root injury in transforaminal endoscopic discectomy：preoperative image considerations for safety[J]. Eur Spine J, 2013, 22（11）：2481-2487.

5. 赵辉，寇红伟，刘宏建，等 . 后路显微镜下硬脊膜切开治疗高位腰椎间盘突出症疗效分析 [J]. 中华显微外科杂志，2015, 38（4）：393-394.

6. 高国勇，陈廖斌，镇万新，等 . 经皮椎间孔镜微创技术治疗腰椎间盘突出症 [J]. 中华显微外科杂志，2012, 35（5）：423-425.

7. Ahn Y. Transforaminal percutaneous endoscopic lumbar discectomy：technical tips to prevent complications[J].Expert Review of Medical Devices, 2012, 9（4）：361-366.

8. Srinivasan D, Than K D, Wang A C. Radiation Safety and Spine Surgery：Systematic Review of Exposure Limits and Methods to Minimize Radiation Exposure[J].World Neurosurg, 2014, 82（6）：1337-1343.

9. Albert T J, Balderston R A, Heller J G, et al . Upper lumbar disc herniations[J]. J Spinal Disord Tech, 1993, 6（4）：351-359.

10. Sanderson S P, Houten J, Errico T, et al. The unique characteristics of "upper" lumbar disc herniations[J] . Neurosurgery, 2004, 55（2）：385-389.

11. Kim D S, Lee J K, Jang J W, et al . Clinical features and treatments of upper lumbar disc Herniations[J]. J Korean Neurosurg Soc, 2010, 48（2）：119-124.

12. Shin M H, Bae J S, Cho H L, et al. Extradiscal Epiduroscopic Percutaneous Endoscopic Discectomy for Upper Lumbar Disc Herniation A Technical Note[J]. Clin Spine Surg, 2019, 32（3）：98-103 .

13. 胡慧敏，王哲，罗卓荆，等 . 椎板减压经椎间孔椎间盘切除椎间融合内固定治疗高位腰椎间盘突出症 [J]. 中国脊柱脊髓杂志，2010, 20（7）：537-540.

14. Ido K, Shimizu K, Tada H, et al . Considerations for surgical treatment of patients with upper lumbar disc herniations[J]. J Spinal Disord Tech, 1998, 11（1）：75-79.

15. Choi J W, Lee J K, Moon K S, et al . Transdural approach for calcified central disc herniations of the upper lumbar spine Technical note[J]. J Neurosurg Spine, 2007, 7（3）：370-374.

16. 齐强，陈仲强，刘忠军，等 . 胸腰段椎间盘突出症的手术治疗及入路选择 [J]. 中国脊柱脊髓杂志，2006, 16（2）：133-137.

17. 徐灿华，吴增晖，陈荣春，等 . 极外侧入路腰椎椎间融合术与传统后路术式治疗高位腰椎间盘突出症的病例对照研究 [J]. 中国骨伤，2017, 30（11）：994-999.

18. Junlong W, Chao Z, Wenjie Z, et al . Analysis of the Characteristics and Clinical Outcomes

of Percutaneous Endoscopic Lumbar Discectomy for Upper Lumbar Disc Herniation[J]. Neurosurgery，2016，92（4）：127-147.

19. Kim J S，Lee S H，Moon K H，et al . Surgical results of the oblique paraspinal approach in upper lumbar disc herniation and thoracolumbar junction[J] . Neurosurgery，2009，7（65）：95-99.

20. 吴信波，范国鑫，管晓菲，等 . 经椎间孔入路经皮内窥镜下腰椎椎间盘切除术治疗高位腰椎椎间盘突出症 [J]. 脊柱外科杂志，2016，14（5）：257-261.

21. 李玉伟、王海蛟、王义生，等 . PTED 与 TLIF 治疗高位腰椎间盘突出症的效果比较 [J]. 中华医学杂志，2018，98（2）：113-116.

22. Jensen M P，Chen C，Brugger A M . Interpretation of visual analog scale ratings and change Scores：a reanalysis of two clinical trials of postoperative pain[J] .The Journal of Pain，2003，14（7）：407-414 .

23. 林宏衡、张文财、原超，等 . 高位腰椎间盘突出症的手术治疗方法选择 . 中国骨与关节损伤杂志 [J].2018，33（5）：478-480.

第五章

腰椎后路内镜下开窗减压（Endo-Love）术

一、简介

迄今为止，后路显微镜辅助通道下椎间盘切除术仍旧是治疗腰椎间盘突出症（lumbar disc hernition，LDH）的金标准，也是腰椎管狭窄症（lumbar spinal stenosis，LSS）常用的手术方式。它的优势是骨性椎板间隙扩大良好，增厚黄韧带完全切除，神经根腹侧减压充分，保留后方棘突、棘间韧带及棘上韧带的完整性，维持术后脊柱后张力带结构及功能，5 年长期随诊临床疗效确切。但与脊柱后路内镜手术相比，显微镜椎板开窗减压手术切口相对较大，术中损伤部分椎旁肌，破坏椎间小关节的关节囊，可能会出现继发性肌肉萎缩。关节突骨折时，易造成术后医源性腰椎不稳定及慢性腰痛等并发症[1]。腰椎后路减压融合手术，增加了术后脊柱稳定性。然而，腰椎融合手术会加速相邻阶段腰椎间隙退变（adjacent vertebral stage degeneration，ASD）的风险。

随着脊柱内镜技术（endoscopic spine surgery，ESS）及器械不断改进与发展，部分显微镜脊柱手术操作流程可在内镜下成功复制，外科手术内镜化理念逐步形成并不断完善。脊柱内镜融合了微创手术理念及显微镜放大功能，清晰的手术视野，让减压手术变得更为精准。目前，ESS 被认为是最微创的脊柱外科技术[2]，与显微镜手术减压相比，ESS 最大程度减少椎旁肌、后方韧带复合体及椎间小关节损伤，更有利于维持脊柱的完整性及稳定性，防止术后出现继发性椎旁肌肉萎缩[3, 4]，腰痛发生率低，康复快，对于大于 70 岁的老年患者，这一点尤为重要。随着后路 ESS 内镜光源及器械的持续改进，手术技术逐步成熟，减压方式也由初期的腰椎间盘切除术，逐步扩展至腰椎管狭窄减压术及镜下融合术，手术适应证不断扩大，在腰椎退变疾病中得到广泛应用[5]。

Love 技术俗称后路椎板间 "小开窗" 减压手术，由 Love J G 医生于 1938 年首先应用于腰椎间盘切除术（lumbar discectomy）[6]。与传统全椎板切除手术相比，Love 技术仅切除了上下椎板、关节突内侧缘部分骨质，扩大了骨性椎板间隙，切除的骨量明显减少，脊柱后方韧带复合体损伤明显减轻。Love 技术最早由孟继懋先生带入中国，并得到了广泛临床应用。近几年，脊柱内镜可完全复制显微镜辅助下 Love 技术，切口更小，创伤更少，减压精准，为纪念 Love J G 医生，闫明教授称脊柱内镜下 Love 技术为"Endo-Love"手术。

二、手术适应证及禁忌证

1. 手术适应证
（1）腰椎间盘突出症（中央型突出、旁侧型突出、髓核高度游离脱垂）。
（2）腰椎管狭窄症（侧隐窝狭窄、椎间小关节增生、黄韧带肥厚）。
（3）其他病变（椎间小关节囊肿、黄韧带囊肿、黄韧带骨化）。

2. 手术禁忌证
（1）极外侧椎间盘突出症。
（2）腰椎管狭窄（中央管狭窄症、椎间孔狭窄症）。
（3）严重腰椎不稳（影像学：移位＞4 mm，角度改变＞10°）。
（4）腰椎滑脱症（腰椎峡部裂、Ⅱ度以上退变性滑脱）。
（5）严重退变性侧弯及后凸畸形。
（6）椎管内肿瘤。
（7）椎管内感染。

三、术前评估

1. 症状学评估
（1）评估患者腰痛、下肢放射痛程度及特点，单侧 or 双侧；下肢皮肤感觉减退部位及皮节定位；下肢放射痛部位及下肢肌力改变。
（2）腰痛＞腿痛 or 腿痛＞腰痛——评估手术方式：减压 or 融合。
（3）神经源性间歇性跛行特点——评估中央管狭窄 or 侧隐窝狭窄。
（4）生理反射改变，病理征（－ or ＋）。
（5）Lasegue 试验、Bragard 试验、髋部"4"字试验（－ or ＋）。

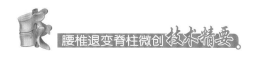

2. X 线片

（1）腰椎正位片：评估椎板间隙头端、尾端、外侧缘及椎板间形态（巨大椭圆形、眼镜形、山峰形、小椎板间孔）。多数腰椎管狭窄患者，椎板间隙出现不同程度狭窄，甚至消失。测量棘突与关节突峡部及关节突距离，评估手术操作时关节突骨折风险。

（2）侧位片：评估腰椎生理曲度，椎间隙及椎间孔狭窄程度。

（3）双斜位片：评估是否存在腰椎峡部裂。

（4）动力位片：评估腰椎稳定性（影像学：移位＞ 4 mm，角度改变＞ 10°）。

3. 腰椎 MR

评估椎间盘突出程度、突出位置（Ⅰ区、Ⅱ区、Ⅲ区、Ⅳ区、极外侧）；评估髓核突出与神经根关系（肩部、肩前、腋部、极外侧）。黄韧带厚度、椎管狭窄程度，软骨终板退变 Modic 分级[7、8]（Ⅰ型——水肿型；Ⅱ型——脂肪型；Ⅲ型——硬化型）；测量硬膜囊横截面积以判断狭窄程度。

4. 腰椎 CT

（1）评估椎间小关节大小、形态、方向，关节突增生程度，黄韧带肥厚程度，是否存在纤维环钙化及骨骺分离；评估椎管形态，测量椎管与椎体比值，明确是否存在先天性腰椎管狭窄。

（2）2D 重建：评估椎间盘突出程度及位置，是否存在纤维环钙化及骨骺分离；评估髓核突出与神经根关系。

（3）3D 重建：判断棘突是否存在偏离，测量棘突与关节突距离，评估通道置入位置；整体观察椎板间隙形态，评估椎板及关节突切除安全性，预防术中出现关节突骨折。

5. 选择性神经根阻滞术（selective nerve root block，SNRB）

症状学 + 影像学 +SNBR 综合判断，有助于明确责任间隙，对于腰椎多阶段椎管狭窄和椎间盘突出症患者尤为重要。

6. 骨密度评估

建议年龄大于 60 岁老年患者、绝经后妇女及与骨质疏松相关内分泌疾病的高危患者，推荐行骨密度检查，评估骨质强度，有利于判读术中椎管内出血及关节突骨折风险。

7. 评估凝血功能及抗凝药物应用

详细评估患者凝血功能指标，询问凝血功能障碍性疾病如血友病、白血病、肝硬化等病史。明确高血压、冠心病病史、血管支架、冠脉搭桥手术史及抗凝药物应用病史；术前停用波立维、利伐沙班、利舍平、阿司匹林等抗凝药物 1 ～ 2 周，术前 12 小时停用低分子肝素。

四、麻醉方式、手术体位及术前准备

1. 麻醉方式

建议选择全身麻醉或选择性硬膜外麻醉，不推荐局部浸润 + 静脉复合麻醉，原因如下：①术中神经根牵拉可引起患者剧烈下肢放射性疼痛；②生理盐水持续灌注冲洗会冲击硬膜囊，易出现颈项部疼痛等类脊髓高压症状；③部分患者无法耐受俯卧体位。术中疼痛、麻木等不适症状易造成患者紧张及体位变动，增加椎管内出血及手术操作风险，有时因麻醉方式选择不当而不得不改变手术方式。推荐全身麻醉，有利于患者克服手术恐惧心理，维持手术体位，给予患者最好的手术体验，便于麻醉医师精准的控制性降压，防止术中硬膜外出血及术后硬膜外血肿的发生。

2. 手术体位

采用俯卧位，放置在可透视的 Wilson's 体位架上，腰椎稍屈曲，消除生理性前突，扩大椎板间隙，便于通道放置，腹部悬空，体位舒适固定（图 5-1）。

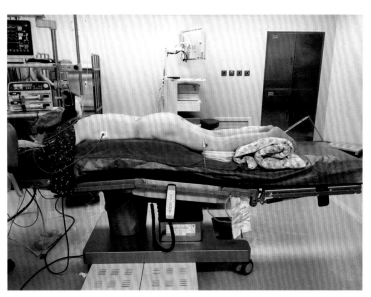

图 5-1 俯卧屈曲位，可透视体位垫，腹部悬空

3. 术前准备

术前手术区域备皮，评估有无疖、痈等皮肤隐性感染性病灶，给予预防性单剂量抗生素应用。

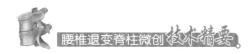

五、特殊外科手术器械（图5-2）

1. 椎间孔镜（iLESSYS Delta 大通道内窥镜）。

2. 不同直径圆锥形导杆。

3. 外螺纹工作通道。

4. 镜下椎板 Kerrison 咬骨钳（40°、90°）。

5. 镜下神经剥离子。

6. 镜下蓝钳。

7. 镜下骨凿。

8. 镜下神经拉钩。

9. 勺型活检钳（直头、45°）。

10. 高速内窥镜钻头。

11. 双极球型射频消融电极。

12. C 型臂或 G 型臂术中 X 线透视机。

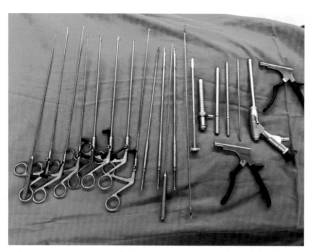

图5-2 Endo-Love 专用 iLESSYS Delta 大通道手术器械

六、手术步骤

1. 椎板间隙定位（图5-3）。

2. 术中透视及影像判读（图5-4）。

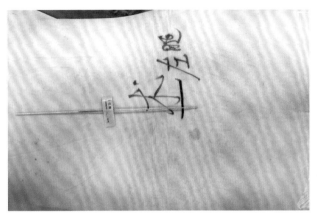

图 5-3　克氏针皮外定位

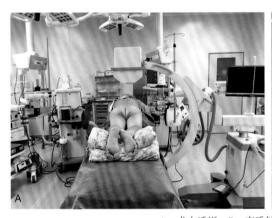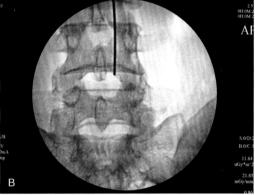

A：术中透视；B：克氏针尖端位于上位椎板下缘

图 5-4　术中透视及影像判读

3. 皮外标示（图 5-5）。

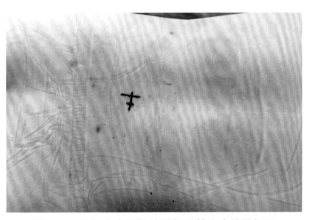

图 5-5　根据术中透视结果标示棘突中线及切口

4. 常规消毒、铺巾（图 5-6）。

5. 两层手术贴膜（图 5-7）。

6. 皮肤切口（图 5-8）。

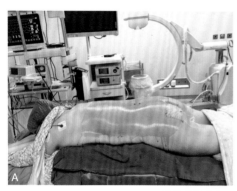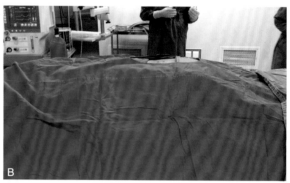

A：常规碘伏消毒；B：铺无菌单，切口酒精再次消毒

图 5-6 常规消毒、铺巾

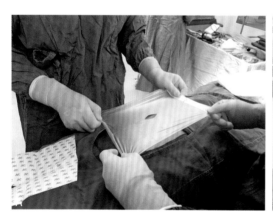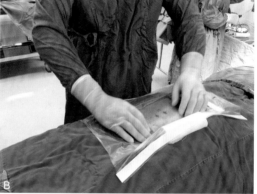

A：常规皮肤保护贴膜；B：贴脑科贴膜，利于冲洗液引流

图 5-7 手术贴膜

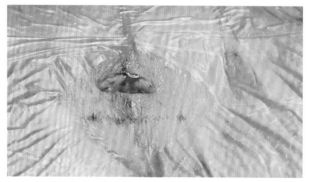

图 5-8 中线旁开约 1.5 cm，纵向切口 10 mm

7. 插入逐级扩张导杆（图 5-9）。

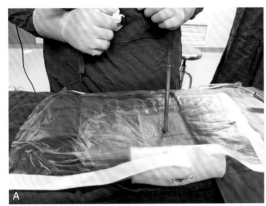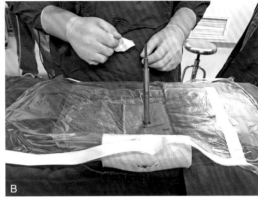

A：三级扩张导杆；B：四级扩张导杆

图 5-9　插入逐级扩张导杆

8. 沿导杆插入螺纹套管并再次透视定位（图 5-10）。

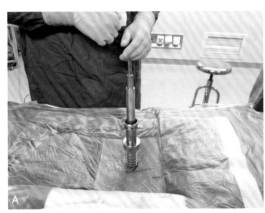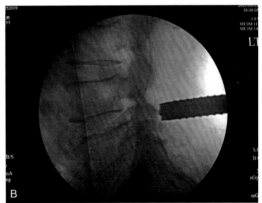

A：放置螺纹工作套管；B：透视再次定位

图 5-10　沿导杆插入螺纹套管并再次透视定位

9. 镜下操作

（1）清理椎板外软组织，彻底止血，显露椎板间隙上缘（图 5-11）。

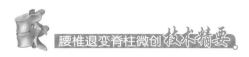

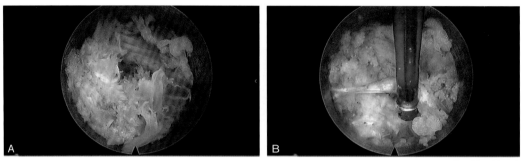

A：清理椎板外软组织；B：显露上位椎板下缘及下关节突内侧缘

图 5-11　清理并止血

（2）Kerrison 咬骨钳或镜下磨钻切除椎板下缘及下关节突内侧缘，扩大骨性椎板间隙头端及外侧端（图 5-12）。

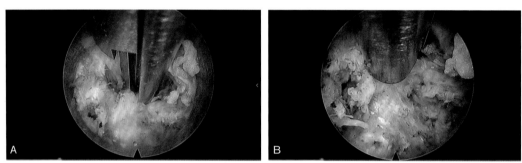

A：Kerrison 咬骨钳切除椎板下缘；B：Kerrison 咬骨钳切除关节突内侧缘骨质

图 5-12　Kerrison 咬骨钳切除椎板下缘及下关节突内侧缘

（3）切除增厚黄韧带浅层，显露黄韧带深层（图 5-13）。

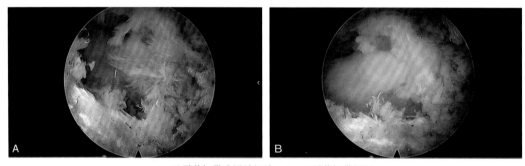

A：显露黄韧带浅层并切除；B：显露黄韧带深层

图 5-13　切除增厚黄韧带浅层，显露黄韧带深层

（4）Kerrison 咬骨钳切除椎板深层骨质，进一步扩大骨性椎板间隙（图 5-14）。

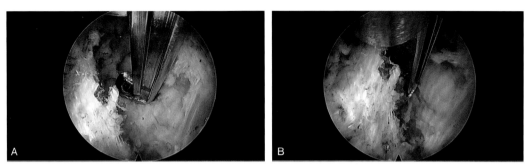

A：Kerrison 咬骨钳切除椎板深层骨质；B：Kerrison 咬骨钳修整关节突内侧缘

图 5-14　Kerrison 咬骨钳切除椎板深层骨质

（5）显露黄韧带深层，探查黄韧带及硬膜囊间隙并分离（图 5-15）。

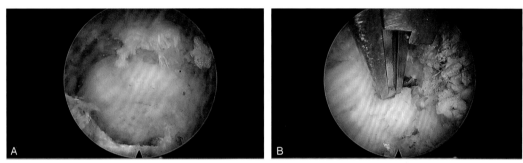

A：清晰显露黄韧带深层；B：尾端椎板上缘，游离黄韧带止点

图 5-15　显露黄韧带深层

（6）切除黄韧带、显露硬膜囊，探查侧隐窝（图 5-16）。

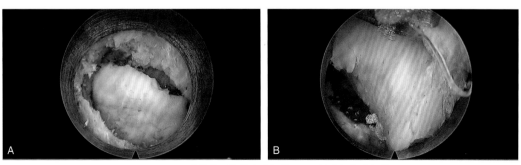

A：Kerrison 咬骨钳环状游离黄韧带；B：整片切除黄韧带

图 5-16　切除黄韧带

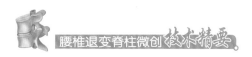

（7）切除侧隐窝黄韧带及上关节增生内聚骨质，显露神经根（图5-17）。

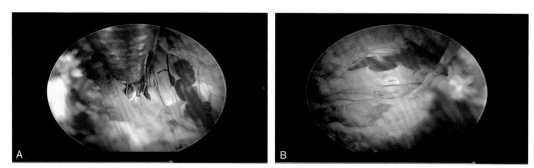

A：Kerrison咬骨钳切除残余黄韧带；B：清晰显露走行神经根

图5-17　切除侧隐窝黄韧带及上关节增生内聚骨质

（8）显露硬膜囊外侧缘，彻底止血，内镜套管向内侧牵开走行神经根及硬膜，探查并取出脱出髓核，修整纤维环破口残缘（图5-18）。

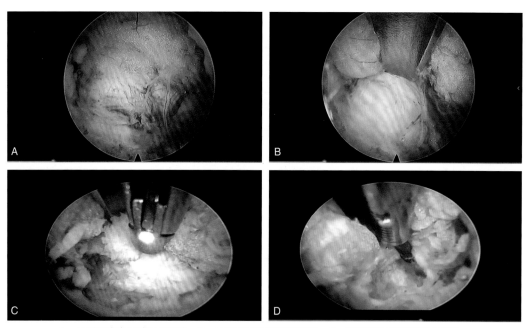

A：显露硬膜囊及神经根边缘；B：显露腹侧脱出髓核组织；C：髓核钳取出脱出髓核组织；
D：射频消融电极修整纤维环破口残缘

图5-18　修正破口残缘

（9）清理硬膜囊及神经根表面组织碎屑，探查硬膜囊及神经根搏动，防止髓核组织残留（图5-19）。

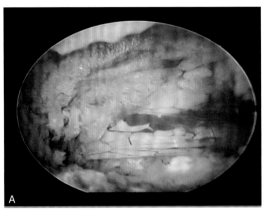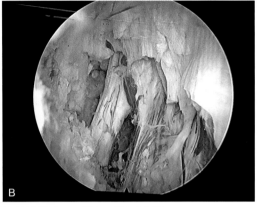

A：探查硬膜囊及神经根；B：Ⅰ区及Ⅱ区髓核脱出，显露出口根和走行根

图 5-19　清理硬膜囊及神经根表面组织碎屑

10.放置引流管，缝合切口（图 5-20）。

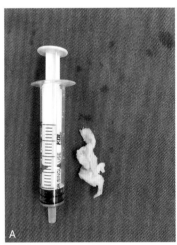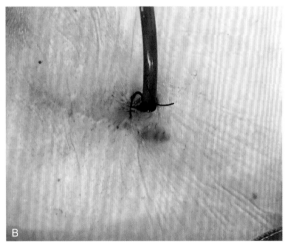

A：评估摘除髓核组织大小，防止髓核残留；B.放置引流管，缝合切口

图 5-20　缝合切口

七、术后护理

1.腰椎管狭窄症患者

如果术中仅切除肥厚黄韧带及关节突增生内聚骨质，腹侧椎间盘未切除，间盘完整

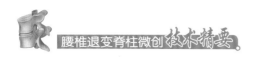

性良好，Endo-Love 手术不影响患者术后腰椎稳定性，患者麻醉清醒，可以佩戴护腰正常下地活动，术后建议佩戴护腰 2～4 周，适时行腰背肌训练。

2. 腰椎间盘突出患者

腹侧髓核组织脱出，手术中探查纤维环破口较小或者行纤维环缝合术，建议麻醉清醒后，在患者可耐受情况下，可以佩戴护腰进行直腰活动，4 周内，尽可能少做腰部坐、扭、弯活动。术中切除了腹侧椎间盘，纤维环破口较大，建议患者术后 3 天内禁止腰部坐、扭、弯活动；3 周内少坐、少扭、少弯，12 周内慎坐、慎扭、慎弯，防止椎间盘突出复发。建议术后佩戴护腰 2～4 周，适时行腰背肌训练。

八、典型病例

1. 典型病例 1（图 5-21）

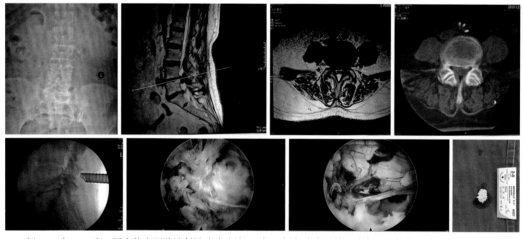

胡 ×，女，66 岁，腰痛伴右下肢放射性疼痛麻木 20 年，保守治疗无效。诊断：腰椎管狭窄症合并椎间盘突出症。评估：（1）精准定位：L4～L5，L5 神经根，MSU 分级：1-B；（2）L4～L5 椎板形态为小椎板间孔形；（3）无 Modic 改变；（4）CT：无纤维环骨化及髓环分离。手术日期：2020 年 1 月 7 日；麻醉方式：全身麻醉；手术方式：后路 Endo-Love；术中神经根清晰显露，神经根肩部髓核组织脱出。术后随诊 32 个月，症状完全缓解，未见复发

图 5-21 典型病例 1

2. 典型病例 2（图 5-22）
3. 典型病例 3（图 5-23）

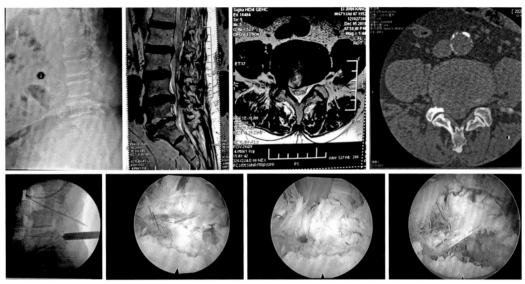

李×，男，66岁，腰痛伴右臀部疼痛1年，保守治疗无效，1年前在外院行侧路 PELD 术，L4～L5 行 SNRB 症状缓解＞80%。诊断：腰椎间盘突出症术后复发。评估：（1）精准定位：L4～L5，L5 神经根，MSU 分级：1-B；（2）L4～L5 椎板形态为小椎板间孔形；（3）无 Modic 改变；（4）CT：无纤维环骨化及骺环分离。手术日期：2020年4月23日；麻醉方式：全身麻醉；手术方式：后路 Endo-Love 翻修术，术中 L5 神经根腹侧粘连，清晰显露，神经根肩部髓核组织脱出。术后随诊28个月，症状完全缓解，未见复发

图 5-22　典型病例 2

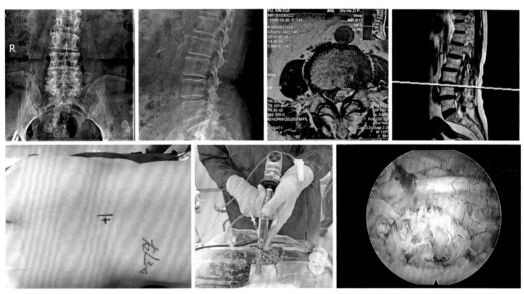

浮×，女，74岁，腰痛伴右臀部下肢放射性疼痛3个月，保守治疗无效。诊断：腰椎间盘突出症。评估：（1）精准定位：L3～L4，L4 神经根，MSU 分级：3-B；（2）L3～L4 椎板形态为小椎板间孔形；（3）无 Modic 改变；（4）CT：无纤维环骨化及骺环分离。手术日期：2019年12月5日；麻醉方式：全身麻醉；手术方式：后路 Endo-Love；术中神经根清晰显露，神经根肩部髓核组织脱出。术后随诊33个月，症状完全缓解，未见复发

图 5-23　典型病例 3

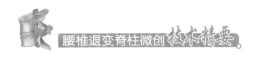

手术并发症及处理

1. 术中出血

术中出血主要来自于3个部位。

（1）椎板间软组织出血：主要是椎间小关节处血管出血，该处血管位于软组织内，出血点单一，血管较粗，出血较迅速，一旦出血，会严重影响镜下视野清晰度。术中有时可清晰显露该血管，射频消融电极可提前预止血。如出血严重影响手术视野，可试用射频消融电极压迫止血，视野清晰后边压迫边止血。

（2）椎板骨质创面出血：椎板骨创面出血多见于近端椎板及下关节突内侧缘，镜下可清晰显露，多为骨面出血点。骨创面小的出血点，可用射频消融电极止血。明显的创面出血，射频消融电极止血较困难，尤其是骨质疏松患者，开放手术时，骨创面出血骨蜡填塞止血容易，内镜下骨蜡填塞止血困难。在不影响手术视野情况下，可先处理视野清晰病变。如果严重影响手术视野清晰度，可停止灌注冲洗液5分钟，出血点多可自行凝血。

（3）椎管内出血：出血区域常见于黄韧带起点及侧隐窝处的硬膜外静脉丛，射频消融电极可提前预止血，保持视野清晰。术前评估凝血功能，提前停用抗凝药物。术中控制性降压至100 mmHg，有利于减少术中出血。如遇不明原因出血，可暂时提高灌注压至40～50 Hg，以控制出血，止血流体明胶和明胶海绵可用于术中不明原因部位的出血。建议术后常规引流，预防椎管内血肿。

2. 硬膜撕裂

硬膜撕裂是最常见的术中并发症，原因有以下3点。

（1）硬膜与黄韧带粘连：是硬膜囊撕裂常见的原因，多见于椎管内翻修手术、严重椎管狭窄、椎管内镇痛治疗患者。

（2）镜下环锯操作不当：常见于镜下环锯使用初期，切除椎板及关节突内侧缘时，方向与深度掌握欠佳，环锯齿刺破黄韧带进入椎管内，损伤硬膜囊。

（3）切除黄韧带时粗暴操作。彻底止血，保持视野清晰，轻柔操作是预防硬膜撕裂最好的方法。小的硬膜撕裂，推荐使用明胶海绵填塞或纤维蛋白胶修补，术后建议患者卧床制动。严重硬膜撕裂，建议中转开放手术显微镜辅助下修补，预防术后脑积液漏和假性硬膜囊肿。术中出现硬膜撕裂，建议尽早结束镜下手术，防止灌注液进入硬膜，出现类脊髓高压症状（图5-24）。

典型病例4

翟×，女，52岁，腰痛伴左下肢放射性疼痛麻木7个月，保守治疗无效。诊断：腰4～腰5椎管狭窄并腰椎间盘突出症。手术日期：2021年11月2日，手术方式：Endo-Love，术中神经根与突出髓核组织粘连，神经根肩部外膜撕裂，明胶海绵堵塞，术后无神经损伤表现，术后 5 周随诊，症状完全缓解，未见假性硬膜囊肿。

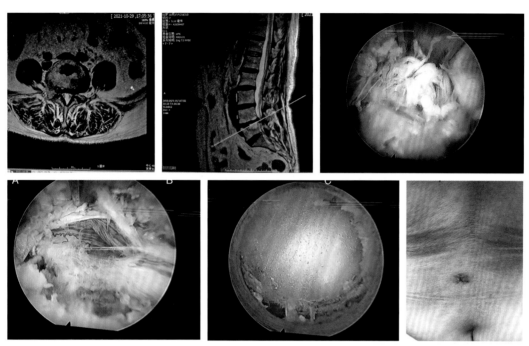

A，B：腰 4～腰 5 椎管狭窄并腰椎间盘突出；C：神经根肩部髓核脱出；D：神经根肩部外膜撕裂；E：明胶海绵堵塞；F：术后 5 周切口愈合良好

图 5-24 典型病例 4

3. 神经根损伤及短暂麻木

神经根损伤常见原因有：①神经根过度牵拉，椎管内粘连是神经根牵拉伤高危因素；②术中出血，解剖结构判断不清，镜下器械操作损伤；③射频消融电极损伤。彻底止血、保持视野清晰、组织辨认、轻柔操作是预防神经根损伤最好的办法。保证足够的神经减压空间，有利于套管斜面翻转，轻柔牵拉神经根。避免盲目的镜下操作，镜下尖锐器械应远离神经结构，镜下磨钻带保护鞘管，防止误操作损伤神经根。射频消融电极在椎管内小心使用，神经周围电极输出能量应低于 90 瓦，同时，止血时应减少射频消融工作时间，方向与神经结构相反。椎管内减压过程中，始终贯穿神经"微侵袭"理念。

典型病例 5（图 5-25）

杨×，男，55 岁，腰痛伴左下肢放射性疼痛麻木 18 个月，保守治疗无效，2016 年行腰 5 骶 1 开窗减压髓核摘除术。诊断：腰 4～腰 5 腰椎间盘突出症（髓核 I 区游离）。手术日期：2021 年 6 月 4 日，手术方式：Endo-Love，术中黄韧带与硬膜粘连，髓核 I 区高度脱垂游离，压迫腰 4 神经根，术后清晰显露腰 4 出口根及腰 5 走行根，脱出髓核

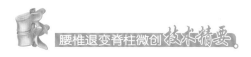

由腰 4 神经根肩部取出，术中牵拉腰 4 及腰 5 神经根，术后左踝背伸肌力 2 级，左足趾背伸肌力 3 级，肌力明显下降，神经根损伤表现。术后 6 周随诊，左踝背伸肌力 4+ 级，左足趾背伸肌力 5 级，肌力明显恢复。

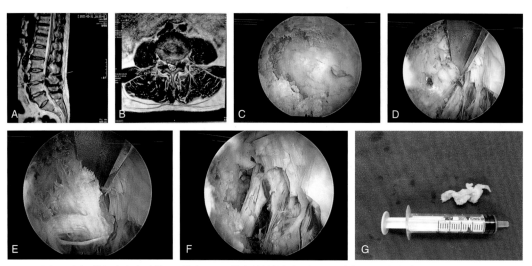

A，B：腰 4～腰 5 椎间盘突出髓核 I 区游离；C：扩大骨性椎板间隙；D：肩部探查髓核脱出；E：取出脱出髓核组织；F：显露走行根及出口根；G：摘除的髓核组织

图 5-25　典型病例 5

4.减压不充分

术前评估髓核脱出位置（Ⅰ区、Ⅱ区、Ⅲ区、Ⅳ区、极外侧）[9]，有利于手术入路，是治疗方案的最佳选择。极外侧髓核脱出选择侧路 PELD 术，Ⅰ区、Ⅱ区、Ⅲ区、Ⅳ区脱出均可选择后路 Endo-Love 手术。Ⅰ区及Ⅱ区脱出，应尽可能多切除近端椎板，以显露出口根和脱出髓核组织，防止术后髓核组织残留。腰椎管狭窄患者，术前充分评估腰椎管狭窄（黄韧带肥厚、关节突增生内聚、椎间盘突出）主要因素，黄韧带整体切除，清晰显露硬膜囊及神经根，反复探查神经根腋部及肩部，防止髓核残留。减压结束探查硬膜囊搏动及神经根张力，硬膜搏动良好是中央管狭窄充分减压标志，神经根张力松弛是侧隐窝狭窄充分减压的标志。减压不充分可选择显微镜下翻修术或开放后路减压融合术。

5.腰椎医源性不稳定

术前正位片及 CT 重建评估关节突与棘突距离，尤其髓核Ⅰ区及Ⅱ区脱出，切除近端椎板至关节突峡部时，可能造成关节突峡部骨折。骨质疏松患者因骨质质量下降，套管旋转时易造成下关节突骨折，易引起术后腰椎医源性不稳定，可选择镜下融合或开放性融合手术进行翻修。

6. 术后切口感染

与显微镜辅助下开放手术相比，Endo-Love 手术创伤小，出血少，术中生理盐水持续冲洗，术后感染发生率极低。一旦出现切口浅部感染，可清创换药，使用抗生素抗感染治疗。如果发生深部感染，可行开放清创手术及灌注冲洗术。

九、讨论：手术技巧与陷阱

1. Endo-Love 手术解剖学标志

Endo-Love 手术视野有限，且内镜具有放大作用，独特的内镜视角容易让手术医师迷失方向。因此，内镜下解剖学标志对于成功减压手术尤其重要。Endo-Love 内镜下的解剖标志：①上位椎板下缘；②下关节突内侧缘；③下位椎板上缘；④黄韧带，对于内镜下减压手术具有良好的引导作用。镜下骨性椎板间隙扩大时，应沿深层黄韧带表层，由头侧向尾侧或尾侧向头侧逐步扩大，全层显露黄韧带，防止镜下迷失。

2. 手术技巧

Endo-Love 减压应先扩大骨性椎板间隙，切除上位椎板下缘、关节突内侧缘、下位椎板上缘。充分显露黄韧带及边缘。在骨性充分减压的基础上，整块切除神经根背侧黄韧带，清晰显露神经根外侧缘。上关节突内侧缘是内镜减压的外侧范围，侧隐窝充分减压是神经根减压的重要步骤，走行神经根彻底减压是侧隐窝狭窄手术结束的标志[10, 11]。

3. 手术注意事项

保留中央黄韧带至椎管减压的最后一步，以保护硬膜囊及神经根免受尖锐器械的损伤，也可防止冲洗液直接冲击硬膜囊，产生颈项部疼痛等类脊髓高压症状。在神经根外侧及腹侧彻底减压后，用弯曲钝头神经探子抬高黄韧带，观察硬膜外间隙，充分游离间隙后，完全切除硬膜囊背侧黄韧带。在椎间小关节囊肿、黄韧带囊肿及翻修手术等情况下，硬膜与黄韧带之间严重粘连，镜下需要小心分离粘连。术中仔细轻柔操作，彻底止血，避免盲目操作，通过旋转内镜获得安全手术视野，防止硬膜撕裂。椎管内减压时，始终贯穿神经"微侵袭"理念，可减少术中神经根及马尾神经损伤。

4. 后路 Endo-Love 手术局限性

内镜手术学习曲线陡峭[12]，并发症在学习初期更容易出现。相比单间隙开放手术减压，内镜手术时间稍长，多间隙内镜减压手术时间会明显延长，与手术者经验及内镜器械效率有关。随着手术者内镜操作经验积累，手术时间会明显缩短。椎间盘中央突出钙化，镜下操作过度牵拉神经根及硬膜囊，易造成神经根损伤。

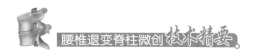

十、总结

后路 Endo-Love 减压技术为椎间盘突出及侧隐窝狭窄患者，提供了安全有效的治疗方法，具有减压充分、出血少、创伤小、稳定性好、术后康复快等优势。但该项技术手术操作时间长，学习曲线陡峭。随着手术操作经验积累及内镜器械逐步改进，这些缺点值得进一步商榷。

参考文献

1. Zakko P, Lipphardt M, Park D K. Endoscopic Spine Surgery: Advertisement or Game Changer[J]. Instr Course Lect. 2023,72:675–687.

2. Manyoung, Kim, Hyeun-Sung, et al. Evolution of spinal endoscopic surgery[J]. Neurospine. 2019，16（1）：6-14.

3. Manyoung K，Sol L，Hyeun-Sung K，et al. A comparison of percutaneous endoscopic lumbar discectomy and open lumbar microdiscectomy for lumbar disc herniation in the Korean：a meta-analysis[J]. Biomed Res Int，2018：1-8.

4. Wang J C，Kim H S. Endoscopic spinal surgery（ESS）：prepare for a happy 100-year-old！[J]. Neurospine，2019，16（1）：4-5.

5. Ruetten S，Komp M，Merk H，et al. Full- endoscopic interlaminar and transforaminal lumbar discectomy versus conventional microsurgical technique：A prospective，randomized，controlled study[J]. Spine. 2008，33：931-939.

6. Love J G. Protruded Intervertebral Disks：with a note Regarding hypertrophy of ligament flavum[J]. Jama，1939，113（2）：2029-2035.

7. Modic M T，Steinberg P M，Ross J S，et al. Degenerative disk disease：assessment of changes in vertebral body marrow with MR imaging[J]. Radiology，1988：166：193-199.

8. Modic M T，Masaryk T J，Ross J S，et al. Imaging of degenerative disk disease[J]. Radiology，1988：168（1）：177-186.

9. Ahn Y，Jang I T，Kim W K . Transforaminal percutaneous endoscopic lumbar discectomy for very high-grade migrated disc herniation [J]. Clinical Neurology and neurosurgery，2016，147：11-17.

10. Lee C W，Yoon K J，Jun J H. Percutaneous endoscopic laminotomy with flavectomy by uniportal，unilateral approach for the lumbar canal or lateral recess stenosis[J]. World Neurosurg，2018，113：129-137.

11. Ito F，Ito Z，Shibayama M，et al. Step-by-step sublaminar approach with a newly-designed spinal endoscope for unilateral-approach bilateral decompression in spinal stenosis[J]. Neurospine. 2019；16（1）：41-51.

12. Lee C W，Yoon K J，Kim S W. Percutaneous endoscopic decompression in Lumbar Canal and lateral recess stenosis the surgical learning curve[J]. Neurospine. 2019；16（1）：63-71.

第六章

腰椎后路内镜下单侧椎板入路双侧椎管减压术（LE-ULBD）

一、简介

腰椎后路椎板切除减压术是治疗腰椎管狭窄症（spinal canal stenosis，SCS）的常用手术方式，中央管及神经根管减压充分，疗效确切。但该手术切口长，软组织损伤大，破坏腰椎后方韧带复合体，易造成腰椎医源性不稳定，术后因腰部疼痛再手术率明显增高[1]。1988 年，Young S[2] 首次提出单侧椎板入路双侧椎管减压术（unilateral laminotomy for bilateral decompression，ULBD），该手术可以在充分保留腰椎后方稳定结构的前提下，对双侧侧隐窝及中央管进行有效的减压，Poletti[3] 于 1995 年报告 ULBD 治疗 2 例 SCS 成功案例。自此，ULBD 技术在临床上得到了有限应用。2002 年，Khoo[4] 尝试应用显微镜实施 ULBD 治疗 SCS，椎管及神经根管减压更为精准，ULBD 手术技术逐步趋向成熟。ULBD 技术作为脊柱微创技术（minimally invasive surgery，MIS）之一，相对于传统广泛剥离椎板切除减压术，术中保留了棘突、棘上韧带、棘间韧带及对侧椎板结构，增加了术后脊柱稳定性[5、6]。与保留肌肉椎板间开窗减压术（muscle-preserving interlaminar decompression，MILD）相比，神经减压效果更好，术后 2 年腰部疼痛及功能改善程度明显高于 MILD[7]。

当前，脊柱内镜手术（endoscopic spine surgery，ESS）被认为是最微创的脊柱外科技术[8]。与显微镜辅助下减压手术相比，内镜手术最大程度减少同侧椎旁肌、后纵韧带复合体及椎间小关节损伤，维持脊柱完整性及稳定性，防止术后出现继发性肌肉萎缩，术后腰痛发生率明显降低[9、10]。ESS 应用于脊柱外科之初，SCS 被认为手术禁忌证。随着内镜器械不断完善及外科手术内镜化理念深入，脊柱外科医生能利用内镜更安全有效的治疗 SCS。2005 年以来，Rutten 发表了系列内镜下 ULBD 的循证医学文章，基本观点如下：①脊柱内镜技术是治疗 SCS 和腰椎间盘突出（lumbar disc herniation，LDH）的有效方法；②从解剖学和病理学角度出发，70% 的 LDH 病例适合后路手术，30% 的 LDH

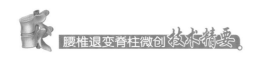

病例适合侧路手术；③全脊柱内镜下经单侧入路可以在直视下完成同侧及对侧侧隐窝和行走根的减压。目前，腰椎脊柱内镜下手术治疗 SCS 减压充分，疗效肯定，已成为一种标准的手术方式，腰椎后路内镜下 ULBD（lumbar endoscopic unilateral laminotomy with bilateral decompression，LE-ULBD）可完全复制显微镜辅助下单侧入路双侧减压术[11]。临床循证医学证实，LE-ULBD 由内至外入路，椎管减压充分，椎管横截面积明显增加，骨切除小，术中无严重并发症，术后 1 年患者腰部及下肢 VAS 和 ODI 评分显著改善[12]。

二、手术适应证及禁忌证

1. 手术适应证

（1）腰椎管狭窄症：①中央管和侧隐窝狭窄；②中央和旁中央合并椎间盘突出；③椎间小关节增生。

（2）其他病变：①椎间小关节囊肿；②黄韧带囊肿；③黄韧带骨化。

2. 手术禁忌证

（1）极外侧椎间盘突出症。

（2）腰椎椎间孔狭窄症。

（3）严重腰椎不稳（移位＞4 mm，角度改变＞10°）。

（4）腰椎滑脱症（腰椎峡部裂、Ⅱ度以上的退变性滑脱）。

（5）严重退变性侧弯畸形。

（6）椎管内感染。

（7）椎管内肿瘤。

三、术前评估

1. 症状学评估

（1）评估患者腰痛、下肢放射痛程度及发病特点；下肢皮肤感觉减退部位及皮节定位；下肢放射痛部位及下肢肌力改变，单侧 or 双侧——评估病因，神经根精准定位。

（2）腰痛＞腿痛 or 腿痛＞腰痛——评估手术方式：单纯减压 or 减压＋融合。

（3）神经源性间歇性跛行——评估中央管狭窄 or 侧隐窝狭窄，精准减压。

（4）生理反射改变，病理征（－ or ＋）

（5）Lasegue 试验、Bragard 试验、髋部"4"字试验（－ or ＋）。

2. X 线片评估

（1）腰椎正位片：评估椎板间隙形态及分形有巨大椭圆形、眼镜形、山峰形和小椎板间孔形，腰椎管狭窄患者中，椎板间隙多出现不同程度狭窄；评估脊柱是否存在退变型侧弯畸形。

（2）侧位片：评估腰椎增生程度及生理曲度（腰椎退变性滑脱、侧突畸形）；评估腰椎椎间隙及椎间孔狭窄程度。

（3）双斜位片：评估腰椎是否存在峡部裂。

（4）动力位片：评估腰椎稳定性（影像学：移位＞4 mm，角度＞10°）。手术方式：单纯减压或减压＋融合。

3. 腰椎 MR 评估

评估椎间盘突出程度及位置（Ⅰ区、Ⅱ区、Ⅲ区、Ⅳ区、极外侧），髓核突出与神经根关系（肩部、肩前、腋部、极外侧）；评估黄韧带肥厚及测量硬膜囊横截面积以判断椎管狭窄程度，术后测量评估椎管减压是否充分；软骨终板退变 Modic 分级[13、14]（Ⅰ型：水肿型；Ⅱ型：脂肪型；Ⅲ型：硬化型）。

4. 腰椎 CT 评估

（1）评估椎间小关节大小、形态、方向，关节突增生程度，黄韧带肥厚程度，纤维环钙化及髓环分离，评估椎管形态；测量椎管与椎体比值，判断是否存在先天性椎管狭窄。

（2）2D 重建：评估椎间盘突出位置及髓核突出与神经根关系；评估是否存在纤维环钙化及髓环分离；评估黄韧带肥厚程度及硬膜压迫程度；评估腰椎稳定性，明确是否存在峡部裂。

（3）3D 重建：判断棘突是否存在偏离，测量棘突与关节突距离；整体观察椎板间隙形态，测量棘突与下关节突距离；评估下关节突出现医源性骨折的风险。

5. 选择性神经根阻滞术（selective nerve root block，SNRB）

症状学＋影像学＋SNBR 综合判断，有助于明确责任间隙、压迫病理因素、精准减压部位，SNRB 对于腰椎多阶段椎管狭窄和椎间盘突出症患者尤为重要。

6. 骨密度评估

建议大于 60 岁老年患者、绝经后妇女及与骨质疏松相关内分泌疾病的患者，推荐行骨密度检查，评估骨质强度，有助于评估术中骨创面出血程度及下关节突出现医源性骨折风险。

7. 术前评估凝血功能及抗凝药物应用

详细询问患者是否存在高血压、冠心病及凝血障碍性疾病病史，是否应用抗凝药物，检测患者凝血功能指标。术前停用抗凝药物（波立维、利伐沙班、利舍平、阿司匹林）1～2 周，术前 12 小时停用低分子肝素，有助于麻醉师在手术过程中精准控制性降压，防止术中不明原因出血，预防术后硬膜外血肿。

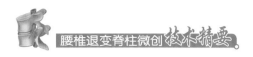

四、麻醉、体位及术前准备

1. 麻醉方式

Endo-ULBD 手术时间相对较长，操作复杂，良好的术中镇痛、舒适的手术体位及清晰的镜下操作视野，是良好手术效果的前提与保证，建议选择全身麻醉或者选择性硬膜外麻醉，推荐全身麻醉，有利于患者克服手术恐惧心理及体位不适症状，给予患者最佳的手术体验。不推荐局部浸润＋静脉复合麻醉，原因为：①术中神经根牵拉可引起患者剧烈下肢放射性疼痛及麻木；②生理盐水持续灌注冲洗易引起颈项部疼痛等类脊髓高压症状。手术过程中患者的不适症状易造成体位变动，增加术中椎管内出血、镜下操作风险，影响精准减压效果。

2. 手术体位

采用俯卧位，放置在可透视的 Wilson's 体位架上，腰椎稍屈曲，消除生理性前突，腹部悬空，体位舒适固定（图 6-1）。

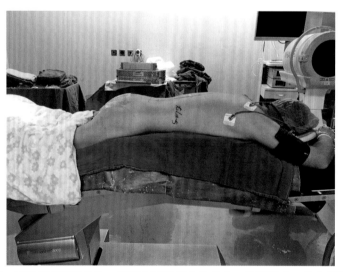

图 6-1 采用俯卧稍屈曲位，放置在可透视体位垫上，腹部悬空，体位舒适固定

3. 术前准备

术前手术区域备皮，检查腰部背有无疖、痈等隐匿性感染性病灶，防止术后椎间隙感染，术前 30 min 预防性单剂量抗生素应用。

五、特殊外科手术器械（图 6-2）

1. 椎间孔镜（iLESSYS Delta 大通道内窥镜）。
2. 不同直径圆锥形导杆。
3. 外螺纹工作通道。
4. 镜下椎板 Kerrison 咬骨钳（40°、90°）。
5. 镜下神经剥离子。
6. 镜下蓝钳。
7. 镜下骨凿。
8. 镜下神经拉钩。
9. 勺型活检钳（直头、45°）。
10. 高速内窥镜钻头。
11. 双极球型射频消融电极。
12. C 型臂或 G 型臂术中 X 线透视机。

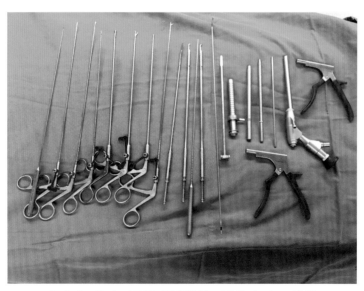

图 6-2　Endo-ULBD 手术器械，同 Endo-love 专用
iLESSYS Delta 大通道手术器械

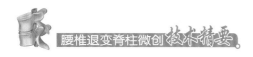

六、手术步骤

1. 椎间隙定位（图 6-3）。

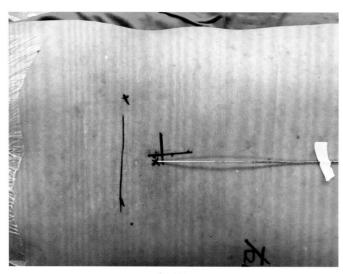

图 6-3　克氏针皮外定位

2. 术中透视（图 6-4）。
3. 皮外标示（图 6-5）。
4. 常规消毒、铺巾流程（图 6-6）。
5. 两层手术贴膜（图 6-7）。
6. 纵行皮肤切口（图 6-8）。

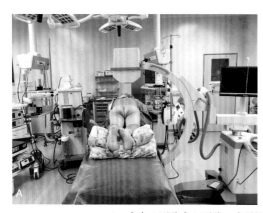
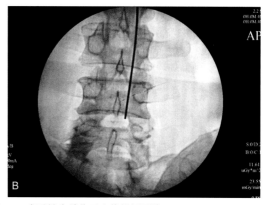

A：术中 C 型臂或 G 型臂 X 光透视；B：克氏针尖端位于上位椎板下缘

图 6-4　术中透视

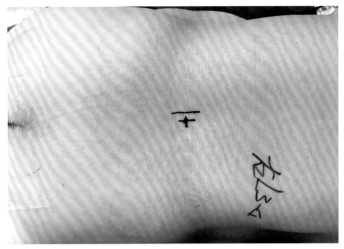

图 6-5 根据透视，标示棘突线中线及切口

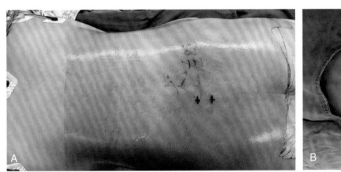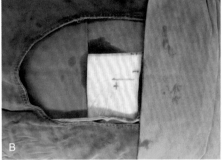

A：常规碘伏消毒；B：铺巾、酒精再次消毒，必要时铺防水无菌单

图 6-6 常规消毒、铺巾

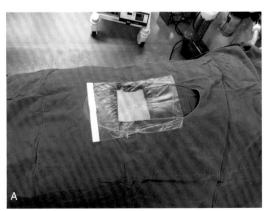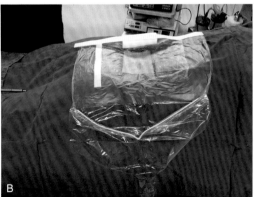

A：先贴常规皮肤保护贴膜；B：再贴脑科贴膜，利于生理盐水引流

图 6-7 手术贴膜

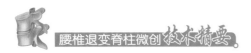

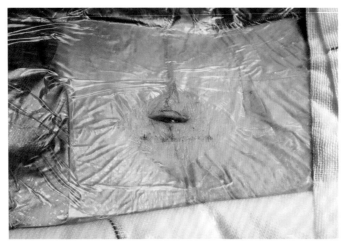

图 6-8　棘突中线旁开约 1.5 cm，纵向切口 10 mm（同 Endo-Love 术）

7. 插入逐级扩张导杆及螺纹工作套管（图 6-9）。

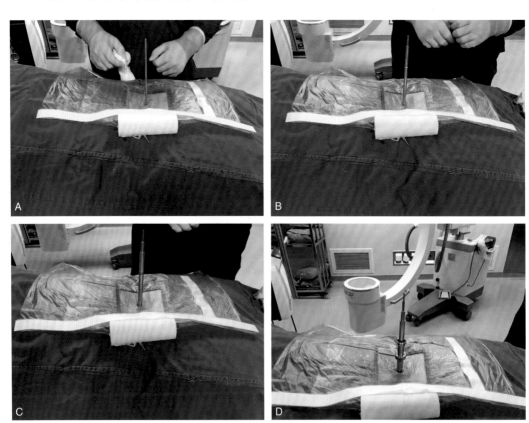

A：初级导杆触及上位椎板下缘；B：插入二级扩张导杆，椎板稍许剥离；C：插入四级扩张导杆；D：沿导杆插入
螺纹工作套管

图 6-9　插入逐级扩张导杆及螺纹工作套管

8. 再次透视定位（图 6–10）。

9. 镜下操作

（1）清理椎板外软组织，彻底止血，显露上位椎板下缘及下关节突内侧缘（图 6–11）。

（2）Kerrison 咬骨钳或镜下磨钻切除上位椎板下缘，扩大骨性椎板间隙（图 6–12）。

（3）Kerrison 咬骨钳或镜下磨钻切除下关节突内侧缘，扩大骨性椎板（图 6–13）。

（4）沿黄韧带表面显露尾端椎板上缘，Kerrison 咬骨钳切除上缘骨质（图 6–14）。

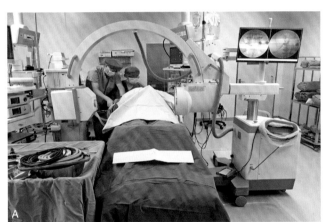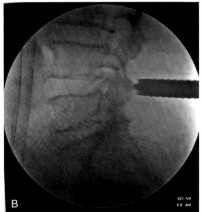

A：再次透视定位；B：工作套管位于手术间隙，避免定位错误

图 6–10　再次透视定位

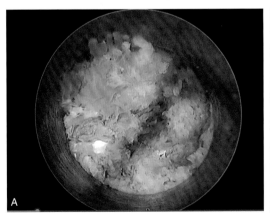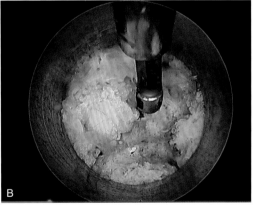

A：清理椎板间隙外软组；B：射频消融电极清理椎板下缘及关节突内侧缘

图 6–11　清理止血

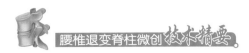

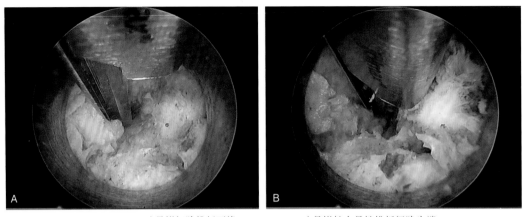

A：Kerrison 咬骨钳切除椎板下缘；B：Kerrison 咬骨钳扩大骨性椎板间隙头端

图 6-12　扩大骨性椎板间隙

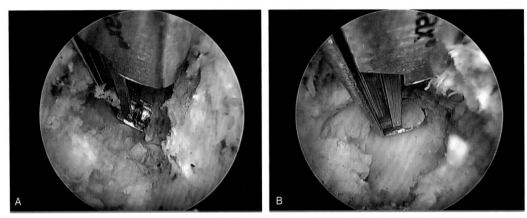

A：Kerrison 咬骨钳切除下关节突内侧缘；B：Kerrison 咬骨钳切除深层骨质，扩大骨性椎板

图 6-13　扩大骨性椎板

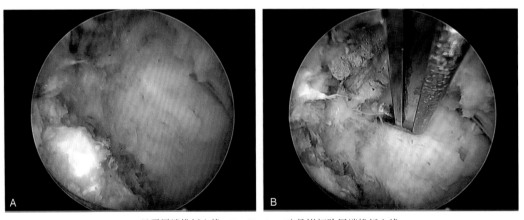

A：显露尾端椎板上缘；B：Kerrison 咬骨钳切除尾端椎板上缘

图 6-14　Kerrison 咬骨钳切除上缘骨质

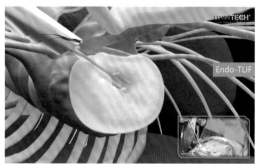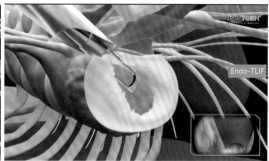

图 7-4　椎间隙与终板处理

10. 植骨与融合器置入（图 7-5）

椎间隙处理完毕后，根据减压碎骨量决定是否需要添加同种异体骨或人工骨。置换舌形工作套管，在内镜直视下逆时针旋转，将套管舌形部分插入到行走根腹侧，并轻轻敲击固定。选择合适大小的试模，C 型臂正侧位透视下确定大小及位置满意。将减压骨块修整成合适大小置入椎间隙，并敲实。再次内镜下探查，植骨块无脱落，神经结构被保护良好，确定舌形工作套管位置满意及稳定后，置入合适大小椎间融合器。透视显示矢状位及冠状位各角度位置满意。

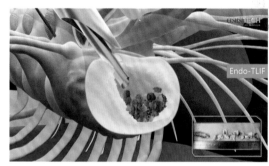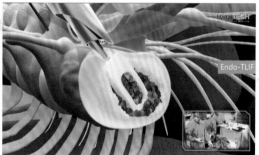

图 7-5　植骨与融合器置入

11. 经皮椎弓根螺钉内固定（图 7-6）

根据手术需要决定采用何种内固定方式及顺序。常规是双侧经皮螺钉置入，也可选择减压侧两枚经皮螺钉 + 对侧棘突椎板关节突复合体螺钉的 3 钉设计，均能满足生物力学要求。减压侧两枚经皮螺钉单边固定，或者单枚棘突椎板关节突复合体螺钉固定，适应证非常窄，选择需慎重。传统方法均是在 C 型臂透视辅助下置入螺钉，有条件的医院可以借助骨科手术机器人或导航等设备辅助置钉。放入合适长度固定棒，锁紧螺钉，去除钉尾。个别情况下，需要先放置对侧椎弓根螺钉并撑开椎间隙后暂时固定，再行同侧减压和椎间融合器置入。

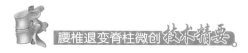

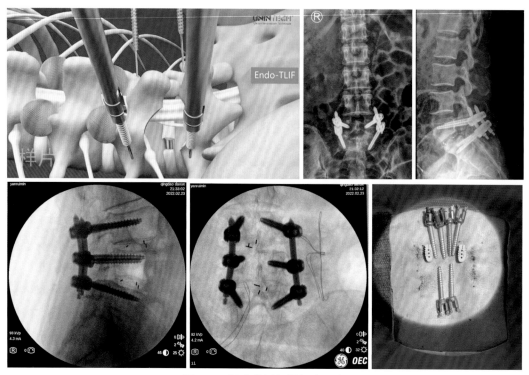

图 7-6 经皮椎弓根螺钉内固定

五、总结

Endo-LIF（Endo-TLIF/PLIF/PTLIF）能够达到同 MIS-TLIF 相一致的临床疗效；优于 OLIF/XLIF/DLIF 等间接减压术式；能够实现一侧入路双侧减压的精准治疗，并且完全避免对侧软组织及骨性结构的损伤；术后无引流，切口更少，早期下地，康复更快，可在局麻下完成；术中可以直视下处理软骨终板，减少骨性终板过度损伤，提高融合速度；根据减压融合需要灵活选择入路；术中神经电生理监测有重要的价值；借助机器人或导航技术能够实现微创技术与智能设备的完美结合，提高手术效率和安全性[5]。

但该技术也有不足之处。目前仅是内镜辅助下手术，而非完全内镜下操作；椎间融合器置入过程不能直视，需要兼顾行走根与出口根的保护；软骨终板处理效率仍不高；直视下工具短缺；手术时间仍较长，需要 2.5 ～ 4 小时；适应证选择相对较窄；1 ～ 2 节段、Ⅰ ～ Ⅱ度滑脱、内镜翻修等；学习曲线较长，早期开展困难多，需要丰富内镜经验及较长时间开放手术的积累。

该技术应用过程中需要注意以下几个问题。①适应证选择："不走回头路""不忘初心"；②切口选择：根据熟悉的入路选择，并且结合患者病情；③减压策略：根据致压因素灵活决定；④内固定方式：根据患者稳定性及手术策略决定；⑤融合材料选择：避免损伤软骨终板，注意植骨量充足；⑥器械选择：TESSYS、TESSYS ISee、Delta、Endo-Surgi Plus；⑦神经保护：背腹侧及头尾侧减压充分，兼顾行走与出口根，注意术前阅片，早期可以电生理监护；⑧团队建设：避免单独作战，好的助手可以协助控制减压工具，避免误伤神经、血管及椎体，提高手术效率。

参考文献

1. Xu D R，Luan L R，Ma X X，et al. Comparison of electromagnetic and optical navigation assisted Endo-TLIF in the treatment of lumbar spondylolisthesis[J]. BMC Musculoskelet Disord，2022，23（1）：522.

2. Zhang H，Xu D，Wang C，et al. Application of electromagnetic navigation in endoscopic transforaminal lumbar interbody fusion：a cohort study[J]. Eur Spine J，2022，31：2597-2606.

3. Xu D，Ma X，Xie L，et al. Surgical Precision and Efficiency of a Novel Electromagnetic System Compared to a Robot-Assisted System in Percutaneous Pedicle Screw Placement of Endo-LIF[J]. Global Spine J，2021，14：21925682211025501.

4. Xu D，Han S，Wang C，et al. The technical feasibility and preliminary results of minimally invasive endoscopic-TLIF based on electromagnetic navigation：a case series[J]. BMC Surg，2021，21（1）：149.

5. Zhang H，Zhou C，Wang C，et al. Percutaneous Endoscopic Transforaminal Lumbar Interbody Fusion：Technique Note and Comparison of Early Outcomes with Minimally Invasive Transforaminal Lumbar Interbody Fusion for Lumbar Spondylolisthesis[J]. Int J Gen Med，2021，14：549-558.